床旁超声检查护理操作案例

主审 孙同文
主编 金 歌 王 丹

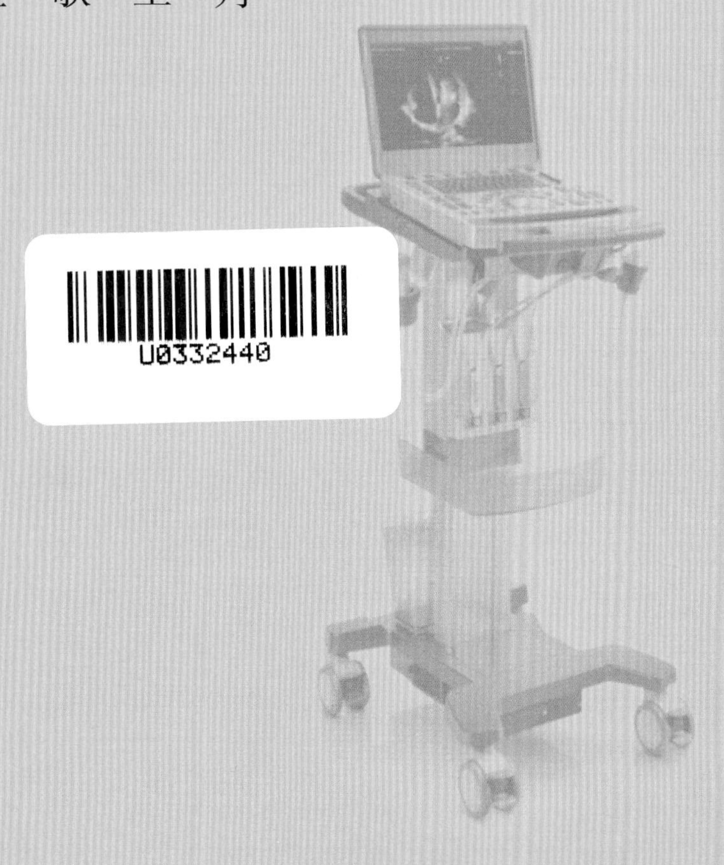

郑州大学出版社

图书在版编目(CIP)数据

床旁超声检查护理操作案例 / 金歌，王丹主编. 郑州：郑州大学出版社，2024. 9. -- ISBN 978-7-5773-0630-8

Ⅰ. ①R445.1；R47

中国国家版本馆 CIP 数据核字第 20244JX116 号

床旁超声检查护理操作案例

CHUANGPANG CHAOSHENG JIANCHA HULI CAOZUO ANLI

策划编辑	李龙传	封面设计	苏永生
责任编辑	张　楠　马锦秀	版式设计	苏永生
责任校对	白晓晓	责任监制	李瑞卿
出版发行	郑州大学出版社	地　　址	郑州市大学路 40 号(450052)
出 版 人	卢纪富	网　　址	http://www.zzup.cn
经　　销	全国新华书店	发行电话	0371-66966070
印　　刷	河南瑞之光印刷股份有限公司		
开　　本	710 mm×1 010 mm　1 / 16		
印　　张	11	字　　数	182 千字
版　　次	2024 年 9 月第 1 版	印　　次	2024 年 9 月第 1 次印刷
书　　号	ISBN 978-7-5773-0630-8	定　　价	59.00 元

编委名单

主　　审　孙同文

主　　编　金　歌　王　丹

副 主 编　岳珍珍　聂贝贝　田　林　王龙君
　　　　　崔璐璐　白玉玲　李　珍

主编助理　王祎雅

编　　者　（按姓氏笔画排序）
　　　　　马丽霞　马腾亲　王　丹　王龙君
　　　　　王永华　方艳艳　孔　羽　田　林
　　　　　白玉玲　孙文举　李　珍　邵小平
　　　　　罗一鸣　岳珍珍　金　歌　聂贝贝
　　　　　徐　敏　郭晓岚　唐　晟　黄艺凡
　　　　　黄海燕　崔璐璐　崔嫵嫵　翟会民

前言

随着床旁超声检查技术的日益成熟,近年来临床中已成功实现超声医学与护理学的跨专业结合。床旁超声检查在临床护理中得到了广泛应用,被誉为“看得见的听诊器”。超声检查具有床旁、实时、可视化、动态、无辐射等特点,经过专业化的培训后护士能够快速掌握该技术。目前,床旁超声检查在危重症患者的检查、治疗中发挥了重要作用,可以定性或定量地评估肉眼无法观察到的指标,解决临床护理工作中的难题。肺部评估、胃残余量评估等床旁超声主导的护理评估,可以帮助护士快速、定性、定量地评估患者,进而实施目标导向性的精细化护理,有效促进患者的康复。床旁超声引导下营养管置入技术、动静脉穿刺置管术等可以提高护理操作的成功率,减轻患者的痛苦,减少并发症的发生。

近期由中国研究型医院学会危重医学专委会重症护理床旁超声培训(CCBUT,Critical Care Bedside Ultrasound Training)导师团队牵头制定的《基于循证的成人床旁超声护理专家共识》和《基于循证的儿童床旁超声护理专家共识》,分别发表于《中华危重病急救医学杂志》和《中华现代护理杂志》,为临床护士的床旁超声操作提供了有力的参考依据,提升了操作的准确性和规范性。目前,CCBUT 已成功举办多期床旁超声护理培训班,得到了护理同行的广泛认可,已经有越来越多的临床护士意识到掌握床旁超声技术的重要性和迫切性。基于此,CCBUT 导师团队精心编写了本书,以便进一步规范床旁超声在临床的应用,帮助护士形成超声思维,增强护士临床实践的信心和技能水平。

本书具有三大特点:一是注重培养超声思维,本书从临床护士在工作中遇到的实际问题出发,先理论后实践,通过深入剖析临床典型病例,使读者能够沉浸式地领略到护理超声的魅力和意义,进而形成超声思维;二是创新培训模式，本书突破了传统培训教材无法加载视频的不足，以二维码的形式将护理超声技术和大量的临床案例结合，形成以文字、图片及视频等多元素相结合的体系，旨在培养护士形成以超声技术为基础的评判性思维模式和能力，使临床护士能够更准确、快速、直观地解决临床问题；三是增加延伸阅读和思考训练，帮助读者深入学习，从而更熟练地掌握超声技术。

本书不仅为临床护士提供了宝贵的学习资源，更为超声技术在护理领域的深入应用和推广奠定了坚实的基础。若本书存在不足之处，还请各位读者、专家给予批评指正。

编　者

2024 年 4 月

目录

第一章

床旁超声引导动静脉置管

第一节　置管前准备

一、用物准备

多功能彩超机（血管超声常使用高频线阵探头）、无菌耦合剂、无菌超声保护套或其他替代物品，置管时应保证超声探头和电缆线前端的无菌性（图1-1-1）。

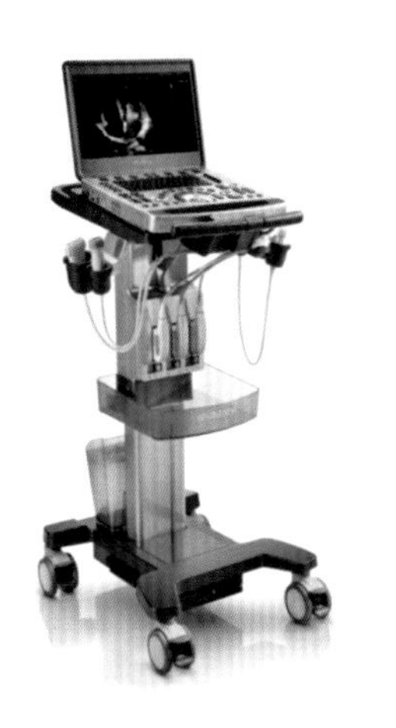

(a) 多功能彩超机

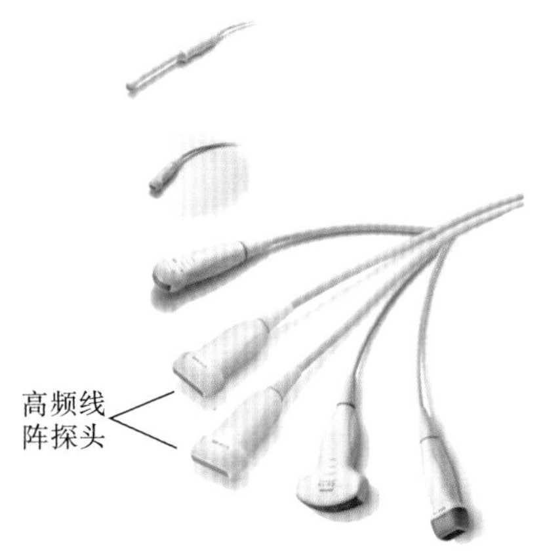

(b) 高频线阵探头

图1-1-1

二、彩超机调节

点击“开机”按钮，开机后点击“Exam”键，滑动轨迹球使屏幕上鼠标移动至“高频线阵探头”，点击“Enter”键，再次移动轨迹球使鼠标移至“上肢静脉/上肢动脉”（根据实际置管需求选择），点击“Enter”键后启动超声探头进入“B”模式开始检查（图 1-1-2）。

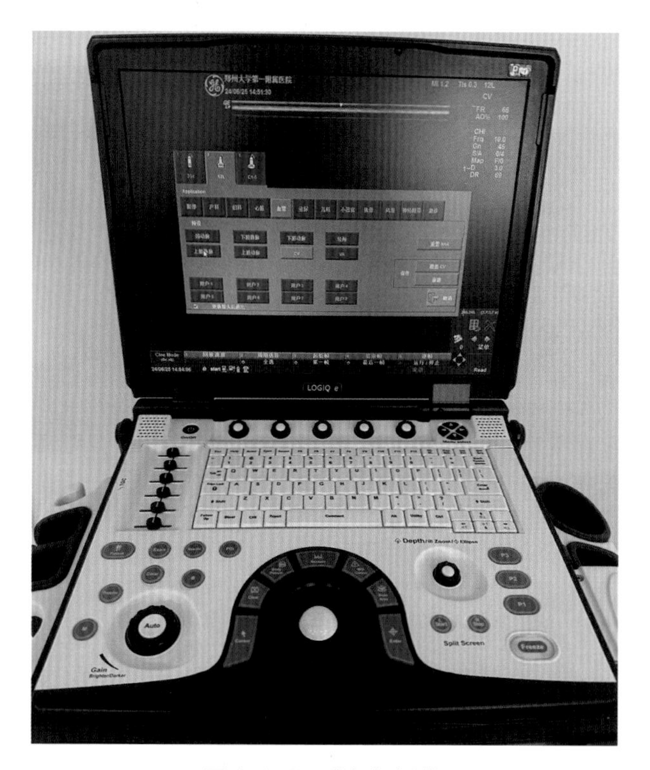

图 1-1-2　彩超机调节

三、置管体位

（一）静脉置管体位

1. 经外周静脉穿刺的中心静脉导管（peripherally inserted central venous catheters，PICC）置管或中长导管置管　患者平卧，置管上肢外展，与身体呈 90°。

2. 经下肢静脉 PICC 置管　患者仰卧，置管侧下肢伸直、稍外展。

3. 经颞浅静脉或耳后静脉等头部血管置管　患者仰卧，头转向对侧。

4. 脐静脉导管置管　患者平卧，适当约束患者四肢，并暴露脐部。

5. 经外周静脉短导管置管　可根据所选穿刺部位摆放合适的体位。

（二）动脉置管体位

1. 桡动脉置管　穿刺侧上肢外展，将患者手腕垫高使腕关节呈背伸状态。

2. 肱动脉置管　穿刺侧上肢外展与身体呈 90°，外旋掌心向上，肘下垫高。

3. 足背动脉置管　穿刺侧足背充分暴露，足背伸。

4. 股动脉置管　穿刺侧下肢外展、外旋。

第二节　血管的超声评估

一、辨别动静脉

（一）血管加压法

静脉加压后能被完全压闭。动脉壁厚，加压后可呈现“眨眼征”（扫码看视频）。

血管加压法

（二）彩色多普勒法

结合超声声束方向判断动静脉，遵循“迎红背蓝”原则，即超声声束方向和血流方向相同时，血流呈现蓝色；超声声束方向和血流方向相对时，血流呈现红色（扫码看视频）。

彩色多普勒法

(三)频谱多普勒法

频谱多普勒下动脉呈现搏动性高速、高阻频谱,实时超声下可听见搏动声(图1-2-1),静脉呈现持续性低速频谱(图1-2-2)。

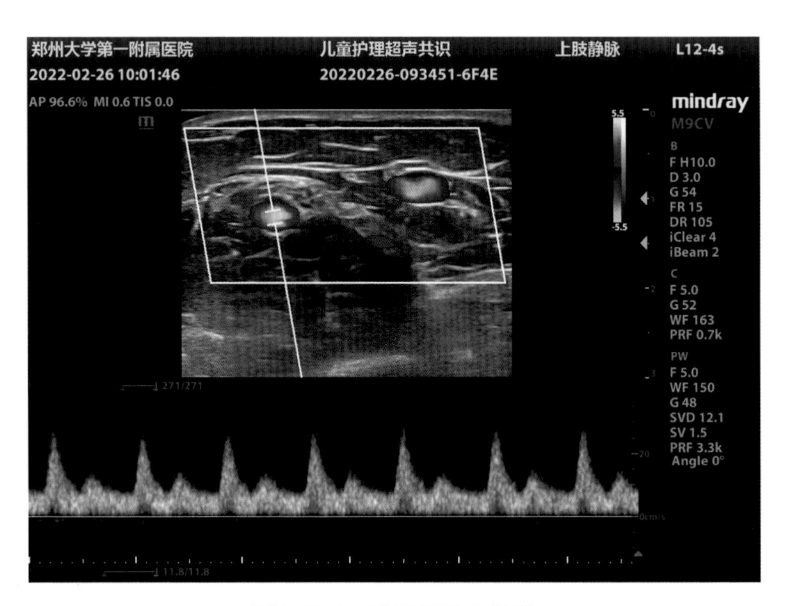

图1-2-1 动脉频谱多普勒

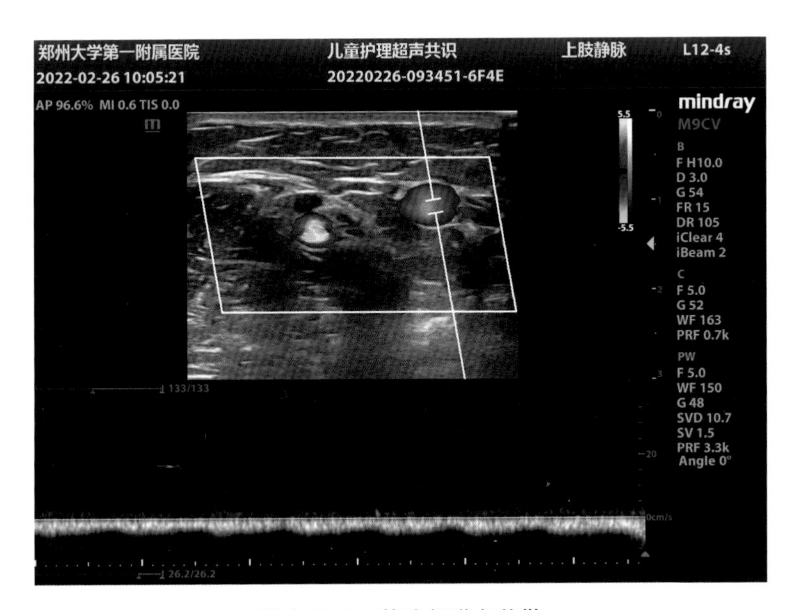

图 1-2-2 静脉频谱多普勒

二、测量血管

(一)直径测量

1. 测量方法 获得清晰的目标血管图像后,测量血管上壁到下壁之间的垂直距离。点击彩超机上“Frozen/冻结”键,冻结图像。然后点击“Measure/测量”键,滑动轨迹球使测量“十”字形标尺中心放于血管上壁,点击“Enter”键并再次滑动轨迹球使测量标尺垂直向下,使测量“十”字形标尺中心放于血管下壁,再次点击“Enter”键,获取血管直径数值(图 1-2-3)。

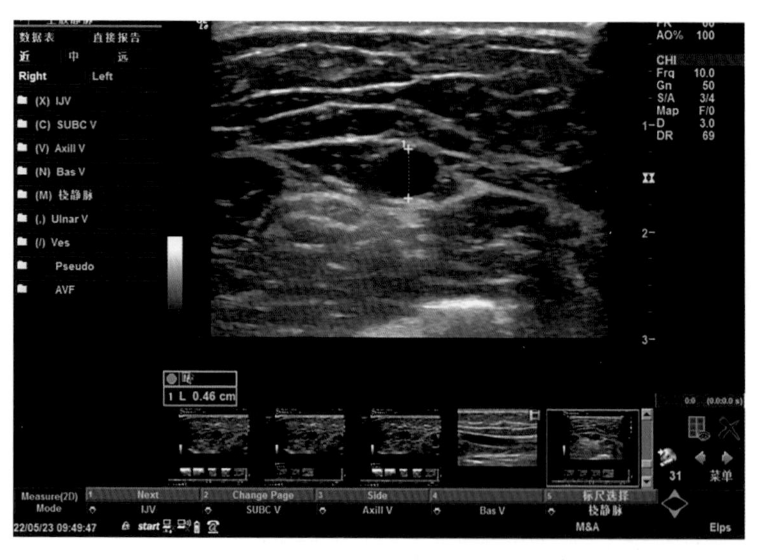

图 1-2-3　血管直径测量

2. 测量意义　获得准确的血管直径数值有助于置管者选择合适的导管型号。INS 指南指出，在进行 PICC 或中线导管置管时，导管直径与血管直径的比值应≤45%。以图 1-2-3 中的血管直径数值（0.46 cm）为例，可得 0.46 cm×45% = 0.207 cm，由此可见，此血管置入导管的最大直径为 2.07 mm。PICC 或中线导管的型号有 3 F、4 F、5 F 等，根据 1 F=0.33 mm，从而可推算出该血管能置入的合适的导管型号。

（二）深度测量

1. 测量方法　获得清晰的目标血管图像后，测量皮肤至血管上壁之间的垂直距离。点击彩超机上“Frozen/冻结”键，冻结图像。然后点击“Measure/测量”键，滑动轨迹球使测量“十”字形标尺中心放于血管正上方的皮肤上，点击“Enter”键并再次滑动轨迹球使测量标尺垂直向下，使测量“十”字形标尺中心放于血管上壁，再次点击“Enter”键，获取血管深度数值（图 1-2-4）。

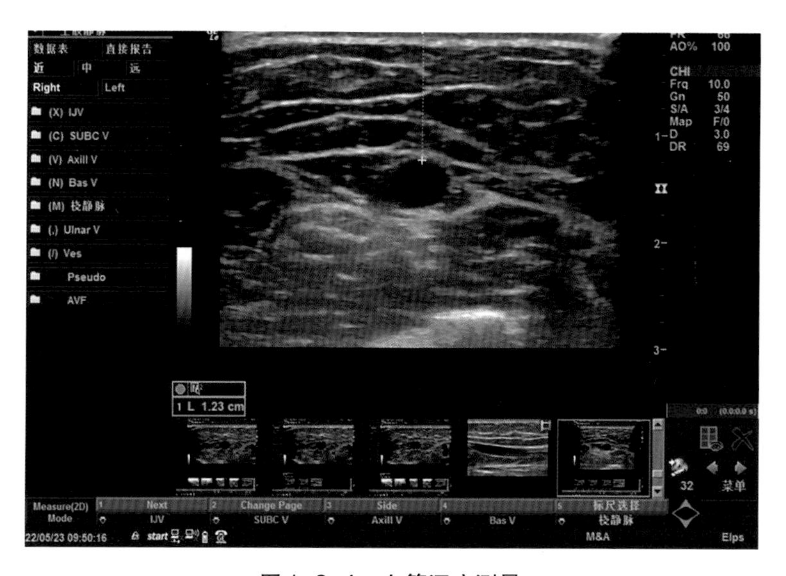

图 1-2-4　血管深度测量

2. 测量意义　获得准确的血管深度数值，有助于置管者在进行 PICC 或中线置管时选择合适型号的导针架，提高穿刺成功率。选择导针架时遵循“宁浅勿深”的原则，目前常用的导针架型号分别为 0.5 cm、1.0 cm、1.5 cm、2.0 cm。以图 1-2-4 中的血管深度（1.23 cm）为例，应选择型号为 1.0 cm 的导针架进行穿刺引导。

（三）预测穿刺路径长度

1. 预测方法　采用构图法，通过测量血管深度，从而根据勾股定理测算出穿刺路径长度。根据勾股定理 30°角所对的直角边（即血管深度）是斜边（即穿刺路径长度）的 1/2，如图 1-2-5 所示，假设以 30°角进针，测量出血管深度为 1.38 cm，从而可推算出穿刺路径长度约为 1.38 cm×2＝2.76 cm。

2. 预测意义　有创血压监测行外周动脉导管留置时，预测穿刺路径长度有助于置管者选择合适型号的穿刺针，提高留置成功率。

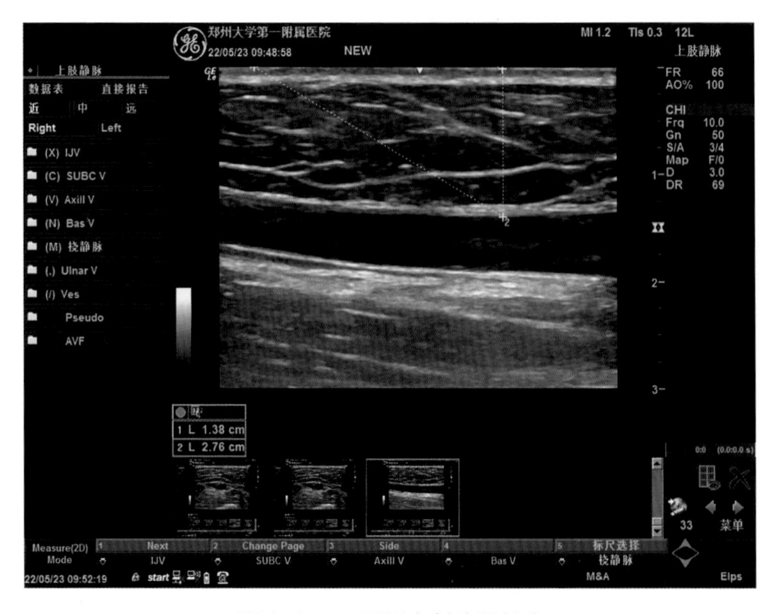

图 1-2-5 预测穿刺路径长度

第三节 床旁超声引导血管穿刺技术

一、识别探头 Mark 点

（一）Mark 点

超声屏幕上 Mark 点一般设置于左侧，通常以彩超机品牌 logo 显示，指示探头 Mark 点侧组织图像。

1. Mark 点的识别方法

（1）查看探头外观：探头 Mark 点侧会有凸起或凹槽。

（2）手指轻触法：在探头表面涂抹耦合剂后，用手指轻触一侧探头，若超声屏幕左侧的图像发生改变，则轻触侧即为 Mark 点；若屏幕右侧图像发生改变，则轻触侧的对侧为 Mark 点（扫码看视频）。

轻触法识别探头 Mark 点

（3）图像丢失法：在超声引导穿刺过程中，将一侧探头抬离皮肤，若屏幕 Mark 点侧图像丢失，则抬起侧即为 Mark 点（扫码看视频）。

图像丢失法识别探头 Mark 点

2. Mark 点识别意义　Mark 点的识别有助于在穿刺过程中进行穿刺方向的正确调整。

二、平面内穿刺技术

（一）操作方法

将探头长轴与血管长轴平行扫查，获取血管纵切面超声图像，使血管上下壁的图像清晰、锐利后固定探头。如图 1-3-1 所示，穿刺针沿探头侧面中心点进针，保证穿刺针长轴、血管长轴以及探头长轴平行（扫码看视频）。

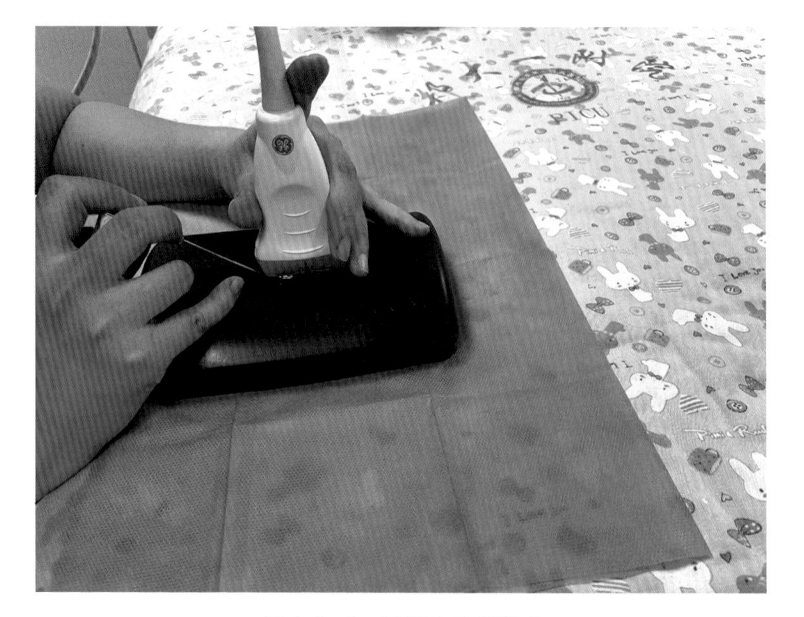

图 1-3-1　平面内穿刺技术

平面内穿刺技术

(二)特点

平面内穿刺技术,穿刺时能清晰地显示完整的针体和整个穿刺路径,但对操作者的手眼协调能力以及获取超声图像稳定性的能力要求较高,一般不推荐初学者使用。

三、平面外穿刺技术

(一)操作方法

将探头长轴与血管长轴垂直扫查,获取血管横切面超声图像。如图 1-3-2 所示,穿刺针沿探头正面中心点进针,其进针角度根据血管深度调整，使探头长轴与穿刺针长轴垂直进行穿刺（扫码看视频）。

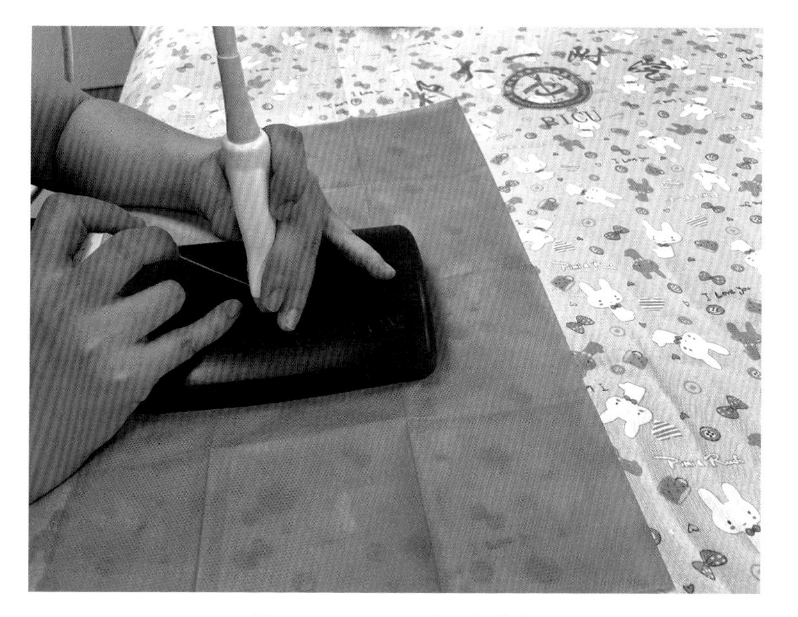

图 1-3-2　平面外穿刺技术

平面外穿刺技术

（二）特点

平面外穿刺技术，不能显示完整的针体和穿刺路径，对针尖定位存在难度，因此可结合针尖追踪法有效确保针尖位于血管内。

四、针尖追踪法

（一）操作方法

在上述平面外穿刺技术的基础上，随着穿刺针的推进，超声探头也逐渐向前移动，尽量保持探头移动速度和穿刺针进针速度相匹配。当显示穿刺针“点状”高回声位于血管内且回血良好时，穿刺针不动，超声探头继续前移。若“点状”高回声在血管内消失，提示消失的“点状”高回声即为针尖，表明穿刺成功；若“点状”高回声在血管以外的地方消失，提示穿刺失败，需要重新调整或穿刺（扫码看视频）。

针尖追踪法

（二）特点

穿刺时灵活性较高，可根据穿刺时的具体情况随时进行进针角度的调整，对操作者的手眼协调能力要求较高。可全程跟踪针尖位置，熟练掌握后可有效提高首次穿刺成功率。

第四节　常用血管超声图像的获取方法

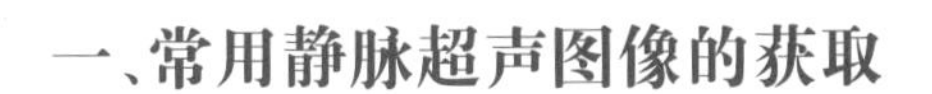

一、常用静脉超声图像的获取

（一）颈内静脉

1. 探头体表位置　探头置于左侧/右侧锁骨上方的颈部，横向或纵向扫查，需时刻明确 Mark 点的位置（图 1-4-1）。

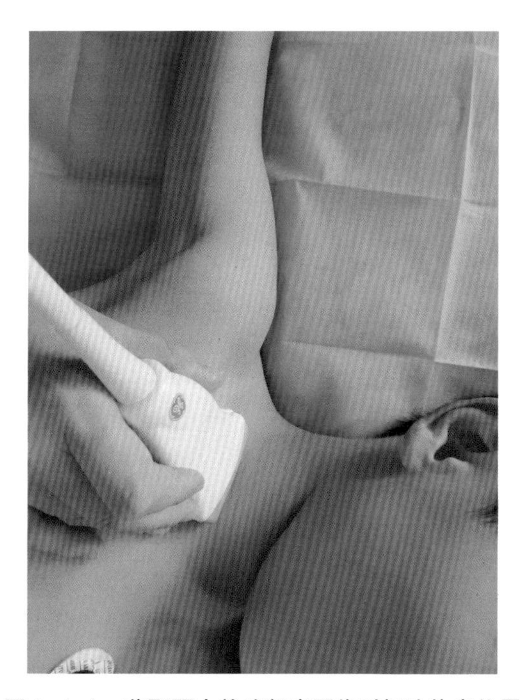

图 1-4-1　获取颈内静脉超声图像时探头体表位置

2. 图像解读

(1)横向扫查:如图 1-4-2 所示。

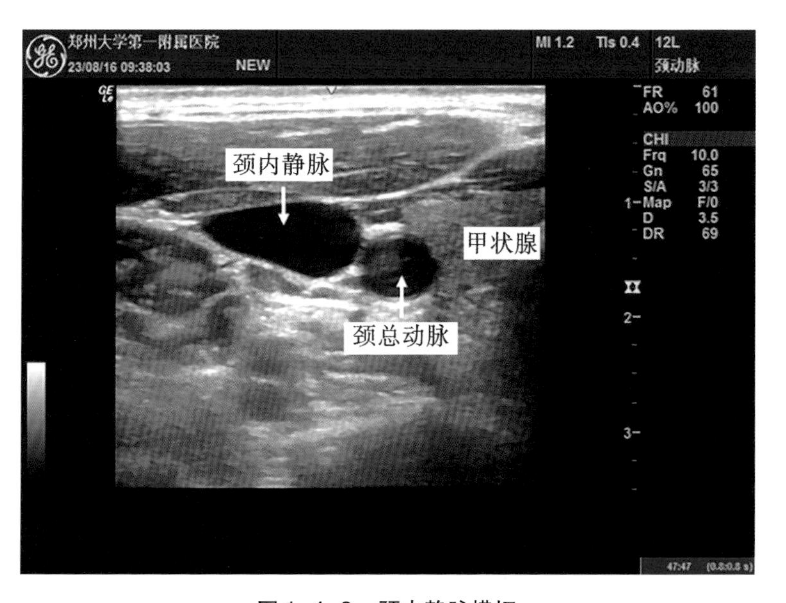

图 1-4-2　颈内静脉横切

(2)纵向扫查:如图 1-4-3 所示。

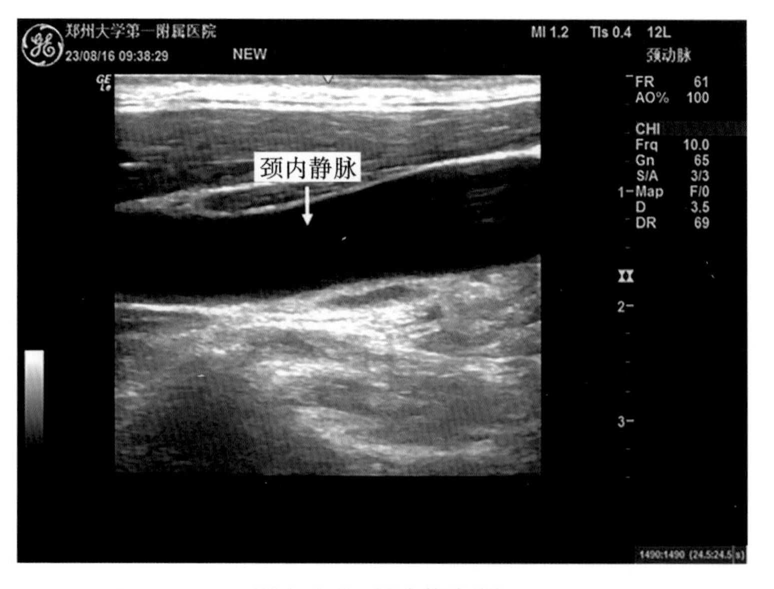

图 1-4-3　颈内静脉纵切

(二)贵要静脉

1. 探头体表位置　探头置于肘横纹上方的上臂内侧面,沿肱骨内上髁延长线进行横向或纵向扫查,需时刻明确 Mark 点的位置(图 1-4-4)。

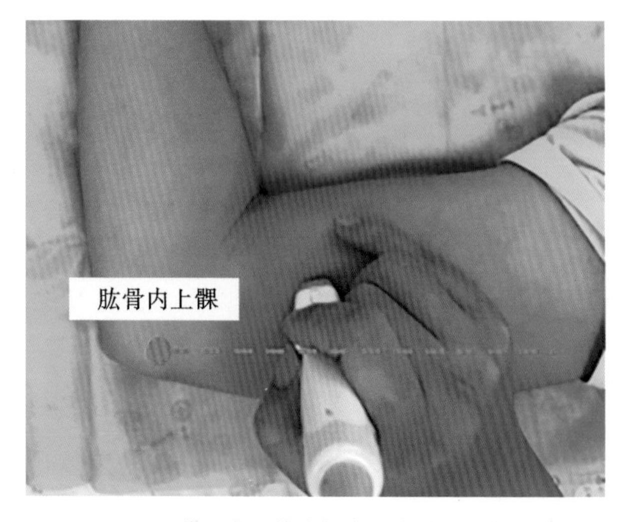

图 1-4-4　获取贵要静脉超声图像时探头体表位置

2. 图像解读

(1)横向扫查:如图 1-4-5 所示。

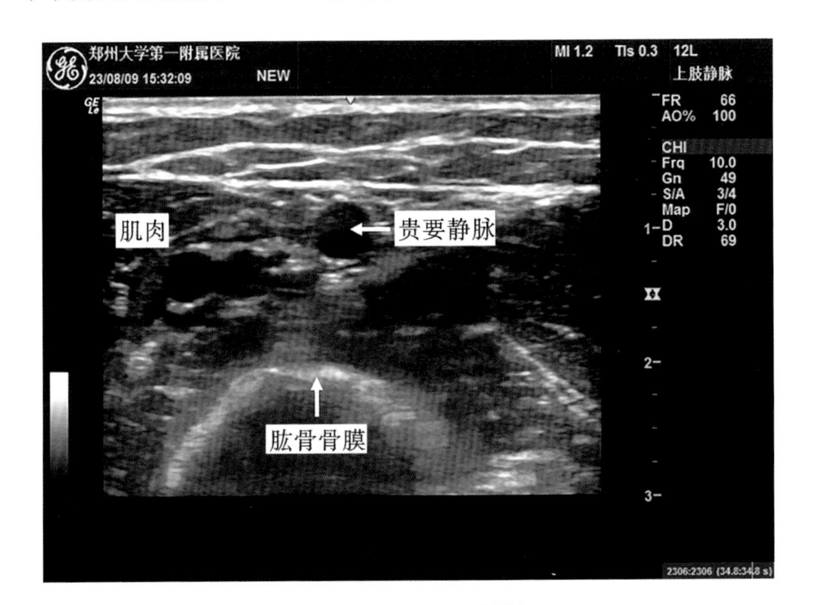

图 1-4-5　贵要静脉横切

(2)纵向扫查:如图 1-4-6 所示。

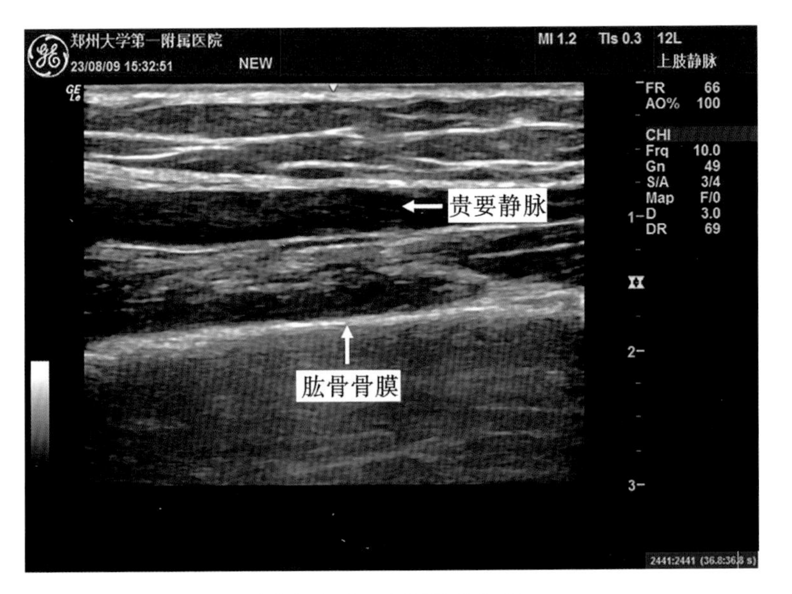

图 1-4-6　贵要静脉纵切

（三）肱静脉

1. 探头体表位置　方法同贵要静脉，但需将探头向外侧稍移动，且需时刻明确 Mark 点的位置（图 1–4–7）。

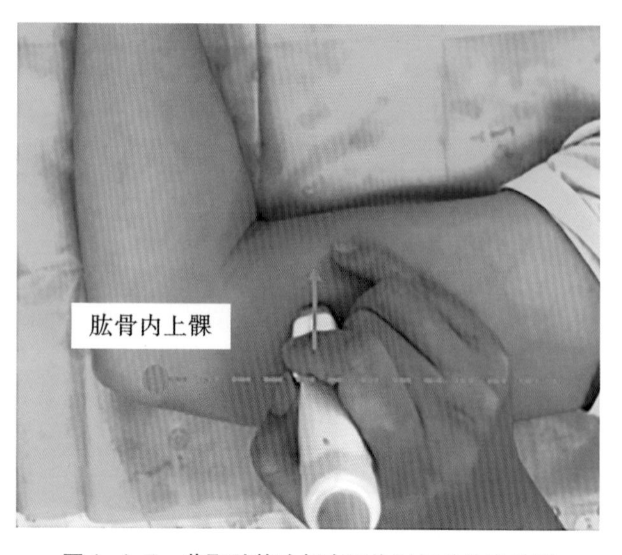

图 1–4–7　获取肱静脉超声图像时探头体表位置

2. 图像解读　横向扫查时，2 条肱静脉与肱动脉伴行，呈现“米老鼠头”样征象（图 1–4–8）。

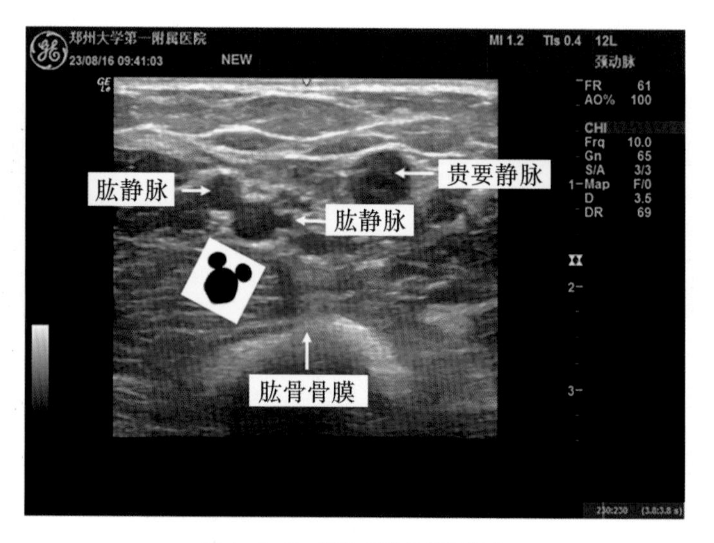

图 1–4–8　“米老鼠头”样征象

（四）头静脉

1. 探头体表位置　探头置于肘横纹上方的上臂外侧面，沿肱骨外上髁延长线进行横向或纵向扫查，需时刻明确 Mark 点的位置（图 1-4-9）。

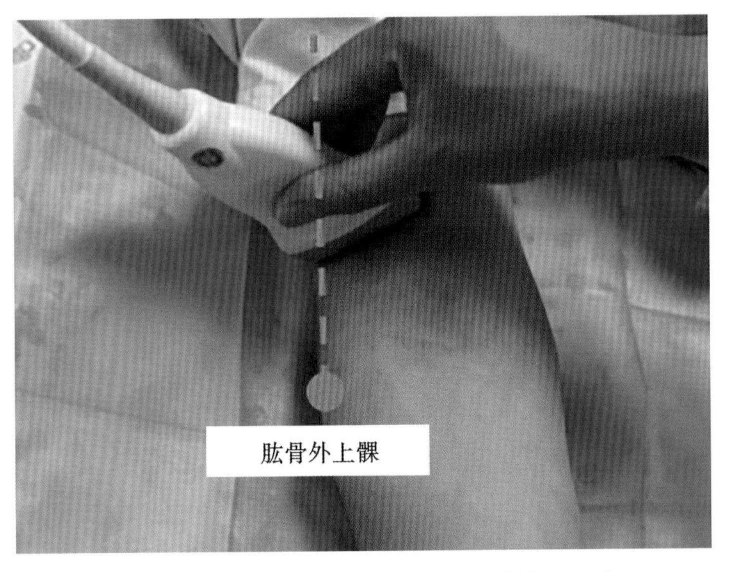

图 1-4-9　获取头静脉超声图像时探头体表位置

2. 图像解读

（1）横向扫查：如图 1-4-10 所示。

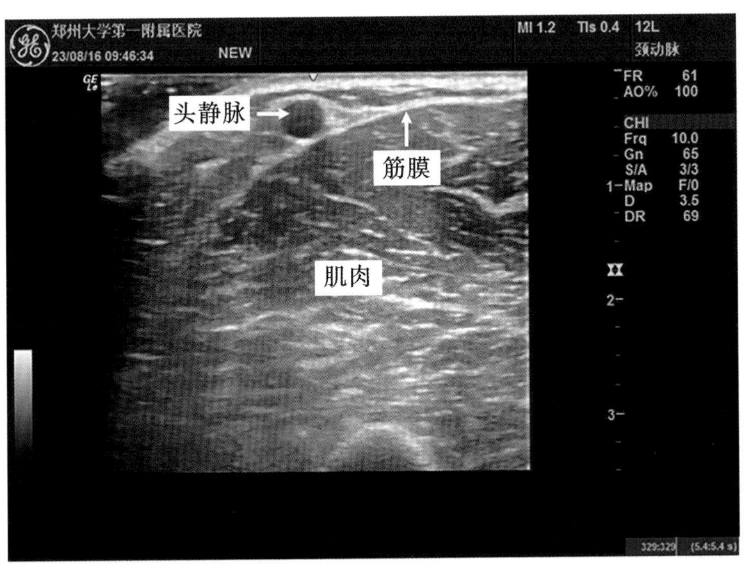

图 1-4-10　头静脉横切

(2)纵向扫查:如图 1-4-11 所示。

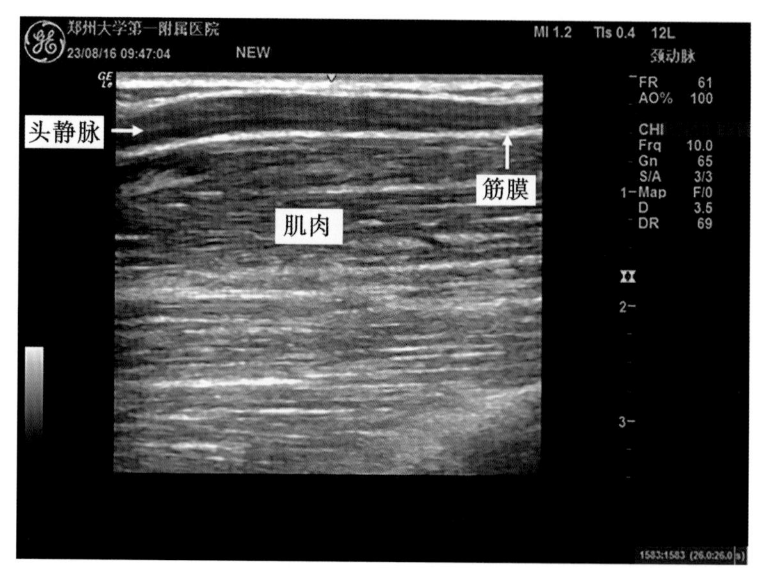

图 1-4-11　头静脉纵切

二、常用动脉超声图像的获取与伴行神经识别

(一)桡动脉

1. 探头体表位置　探头置于腕横纹的上方,稍向外侧移动,进行横向或纵向扫查,边扫查边按压,注意观察“眨眼征”,需时刻明确 Mark 点的位置(图 1-4-12)。

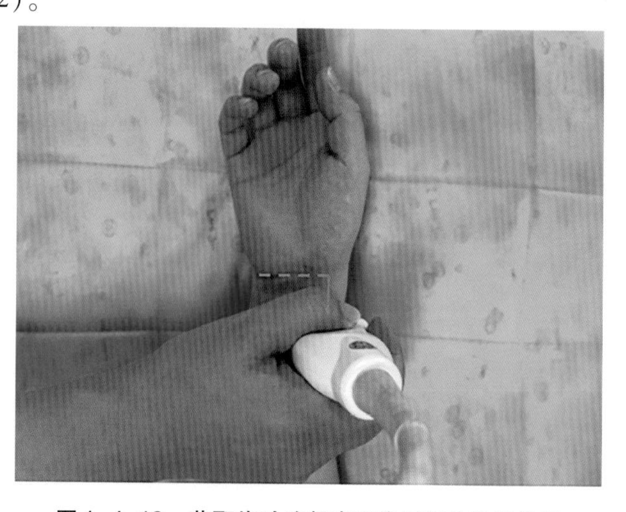

图 1-4-12　获取桡动脉超声图像时探头体表位置

2. 图像解读

(1)横向扫查:如图 1-4-13 所示。

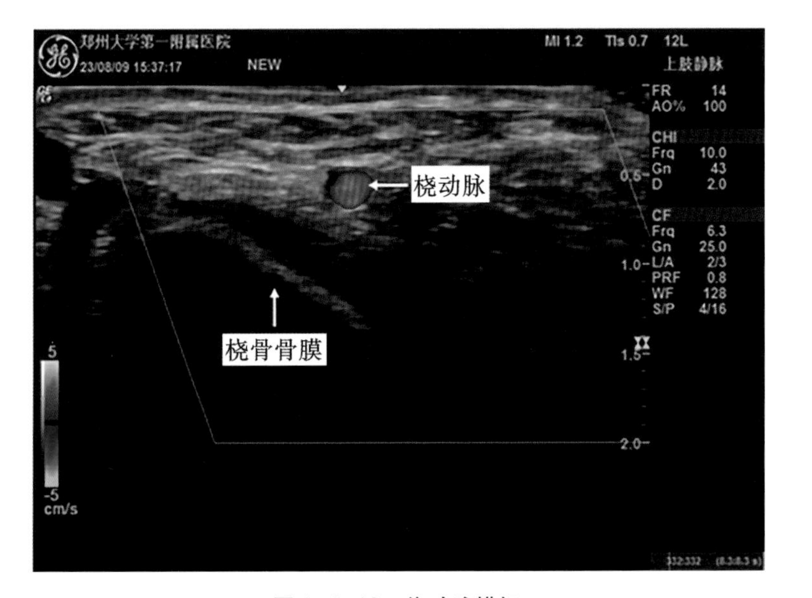

图 1-4-13　桡动脉横切

(2)纵向扫查:如图 1-4-14 所示。

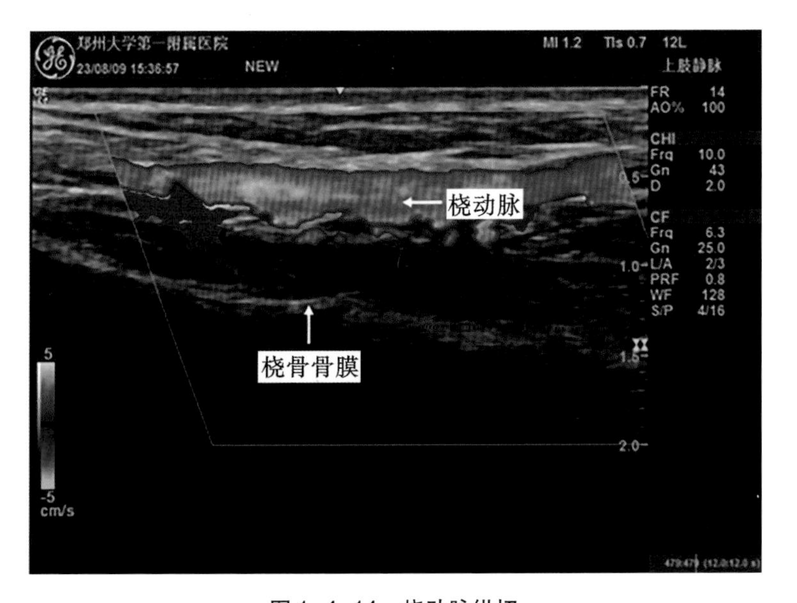

图 1-4-14　桡动脉纵切

(二)肱动脉

1. 探头体表位置　方法同肱静脉。

2. 图像解读　如图1-4-15所示，横向扫查时，肱动脉与2条伴行的肱静脉呈现“米老鼠头”样征象，其间还有正中神经伴行。神经在超声上通常难以识别，横切扫查时呈圆形或椭圆形，不能被压瘪，类似“蜂窝眼”样（扫码看视频）。

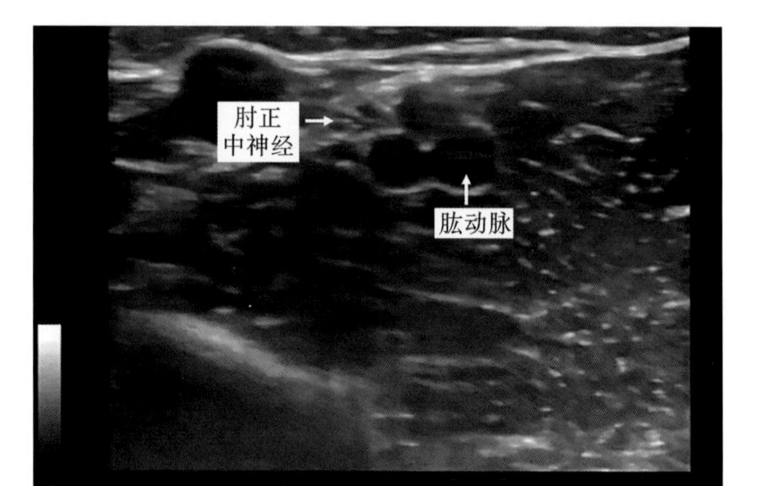

图1-4-15　肱动脉和肘正中神经

肱动脉和肘正中神经

第五节 PICC 置管中的超声应用

一、血管内导丝筛查

(一)操作方法

穿刺成功置入导丝后,采用高频线阵探头置于穿刺点上方进行横向及纵向扫查。横向扫查时,可见血管横切面内导丝呈高回声“亮点”(图 1–5–1);纵向扫查时,可见血管纵切面内导丝呈高回声“亮线”(图 1–5–2)。

(二)导丝筛查意义

确保导丝位于血管内,避免导丝误入血管与组织间隙,从而有效减少沿导丝置入插管鞘误入组织间隙对患者造成的损伤。

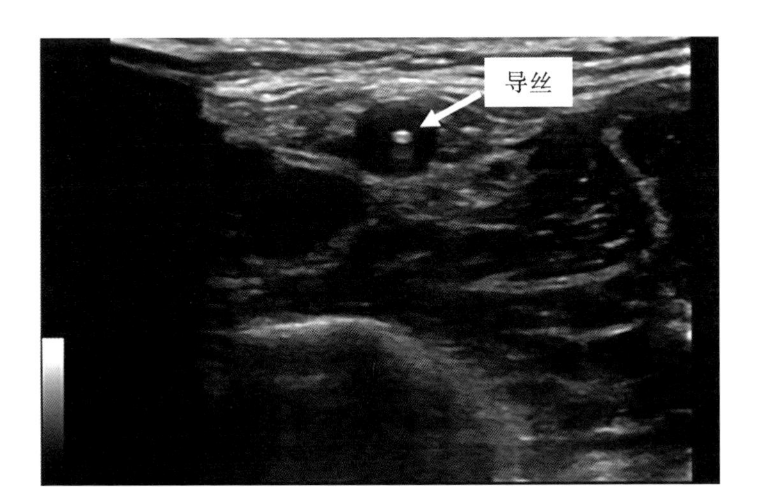

图 1–5–1 血管内导丝的横切面高回声

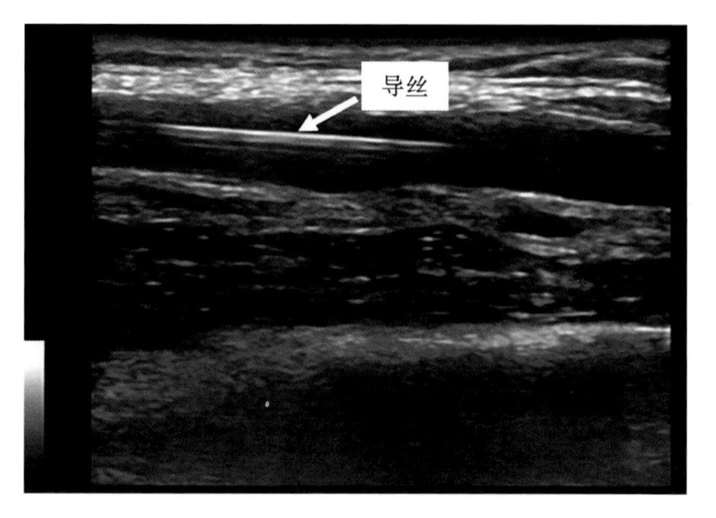

图 1-5-2　血管内导丝的纵切面高回声

二、颈内静脉异位预防及识别

（一）异位预防方法

当 PICC 置管长度接近穿刺点至置管侧胸锁关节长度时，将高频线阵超声探头横向放置于置管侧锁骨上方，在超声可视化的监测下，用力按压颈内静脉，使之完全闭合，然后继续送入导管（扫码看视频）。

颈内静脉异位预防

（二）异位识别方法

横向或纵向扫查颈内静脉，若血管内出现导管高回声，则提示异位（图 1-5-3）。当颈内静脉异位导管显影不清时，可由置管者推注生理盐水，增强导管的回声反射，或观察颈内静脉内是否出现“云雾状”高回声（扫码看视频）。

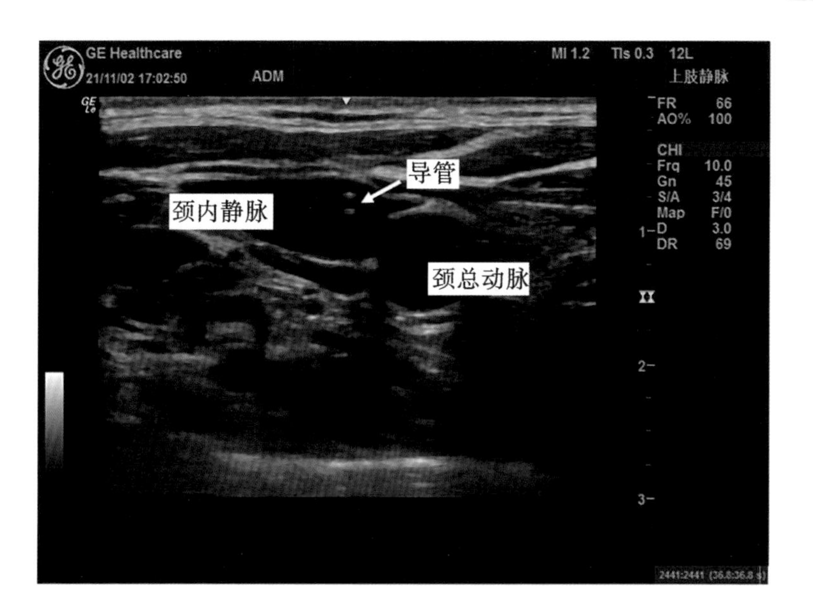

图 1-5-3　颈内静脉导管高回声

颈内静脉“云雾状”高回声

三、锁骨下静脉异位识别

（一）操作方法

探头紧贴锁骨上方或下方，进行横向或纵向扫查。

（二）异位征象

1. 置管侧锁骨下静脉内返折　纵向扫查时，可见血管纵切面内“交叉样”导管高回声（扫码看视频）。

置管侧锁骨下静脉内返折

2. 对侧锁骨下静脉异位　对侧锁骨下静脉内可见导管高回声。

四、新技术：超声引导下注水辅助 PICC 尖端定位

（一）切面选择

采用相控阵探头，导管尖端位于上腔静脉时，获取剑突下四腔心切面或心尖四腔心切面或剑突下双房心切面。

（二）导管尖端位置判断方法

1. 超声直视下直接定位　实时超声直接引导导管尖端位于上腔静脉与右心房交界处（图 1-5-4，图 1-5-5，扫码看视频）。

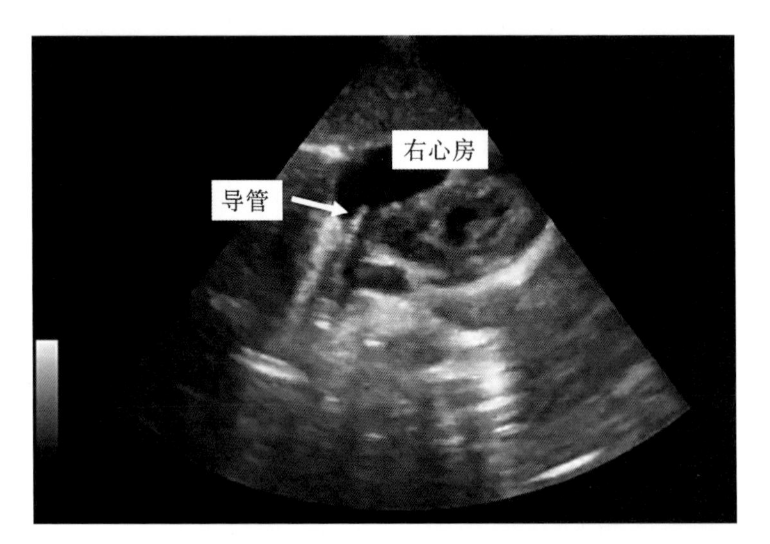

图 1-5-4　剑突下四腔心切面

超声直视下调整导管尖端位于上腔静脉与右心房交界处

剑突下四腔心切面

超声直视下调整导管尖端位于上腔静脉与右心房交界处

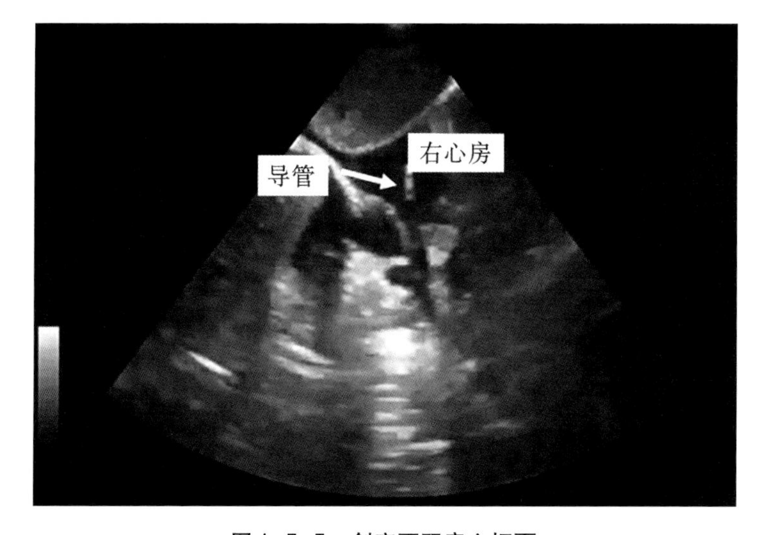

图 1-5-5 剑突下双房心切面

超声直视下调整导管尖端位于上腔静脉与右心房交界处

剑突下双房心切面

超声直视下调整导管尖端位于上腔静脉与右心房交界处

2. 超声联合“注水法”间接定位　导管尖端在超声直视下辨别不清，可借助推注生理盐水时导管尖端产生的“云雾征”辅助判断导管尖端位置。若导管置入过深进入右心房时，可观察到起始位置在右心房内的大面积、高密度“云雾征”并向右心室扩散（图 1-5-6，图 1-5-7，扫码看视频），此时需要回撤导管，直至“云雾征”起始位置在上腔静脉与右心房交界处，导管尖端可位于 INS 指南推荐的最佳范围。

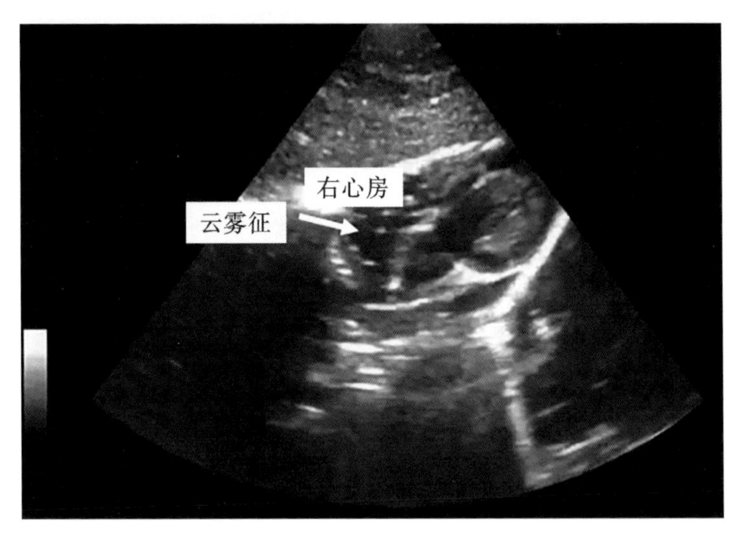

图 1-5-6　剑突下四腔心切面“云雾征”间接引导尖端定位

剑突下四腔心切面“云雾征”

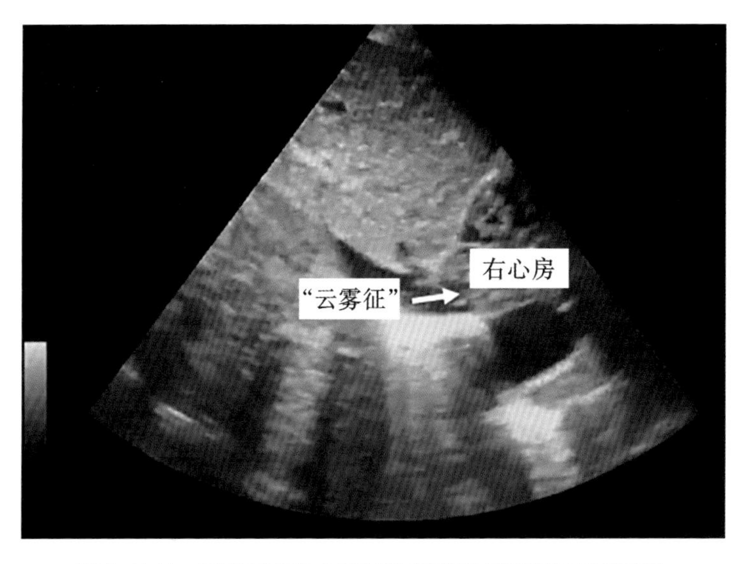

图 1-5-7　剑突下双房心切面“云雾征”间接引导尖端定位

剑突下双房心切面“云雾征”

五、临床护理案例解析

（一）病历摘要

患儿，男性，13 岁。以“确诊肾病综合征近 11 年，颈椎损伤”为代主诉，于 2023 年 4 月 19 日由救护车转至我院。

入院诊断：①肾病综合征；②车辆事故中的人员损伤；③重症肺炎；④呼吸衰竭。

（二）临床问题

患儿入院后完善肺部 CT 检查，结果提示：双肺重症炎症并实变。患儿气管插管接呼吸机辅助呼吸的状态下，血氧饱和度仍不能维持在正常水平，经多学科会诊后，患儿需要立即行体外膜肺氧合（ECMO）辅助治疗。此时，患儿的血管通路就是他的生命通道，科室静脉治疗管理团队在充分评估患儿情况后，决定给予患儿于右上肢留置 PICC。当置管长度接近预测长度，采用心腔内电图获取特征性 P 波时，一直观察不到心电图 P 波的改变，难道只能等待 X 射线摄片后才能确定导管的尖端位置再进行调管吗？反复调管不仅增加导管相关性血栓的风险，还增加导管相关性血流感染的风险，能不能通过超声来判断导管尖端的位置呢？

（三）床旁超声评估

1. 导管未进入上腔静脉，故没有特征性 P 波的出现　采用高频线阵探头筛查患儿双侧颈内静脉及锁骨下静脉。若颈内静脉出现颈内静脉导管高回声（图 1-5-3），则在超声监测下回撤导管，然后在超声可视化的监测下压闭颈内静脉后，再次送管；若在置管侧的锁骨下静脉内出现返折的导管高回声，则回撤导管后再次送管。通过超声筛查，未见导管异位于颈内静脉和锁骨下静脉。

2. 导管已进入上腔静脉　采用相控阵探头，置于患儿剑突下，获取剑突下四腔心切面，并通过推注生理盐水产生的“云雾征”辅助导管尖端定位（图 1-5-6）。然后获取剑突下双房心切面，同样通过观察“云雾征”的起始位置、面积及密度来辅助导管尖端定位。通过以上两个超声切面，经床旁 X 射线摄片（图 1-5-8）确定成功将导管尖端置于患儿上腔静脉下 1/3。

（四）分析与讨论

该患儿病情危重，PICC 尖端位置的精准定位有助于减少患儿后期导管留置过程中并发症的出现。临床上目前常用的是心腔内电图法辅助 PICC 尖端定位，但在临床实践中，部分患者无法获取到特征性 P 波的改变，只能依赖置管后拍摄 X 射线片来确定，无法实现置管过程中的精准定位。通过心脏超声引导下注水法这项新技术的应用，能够在置管过程中就实现导管尖端位置的精准定位。

（五）专业点评

采用剑突下心脏超声切面能清晰、直观地呈现上腔静脉与右心房的解剖结构，从而在置管时直接观察到由上腔静脉置入的导管高回声，并在超声可视化的监测下调整导管尖端，使其直接位于上腔静脉与右心房交界处。根据注水产生的“云雾征”面积大小及密度高低，还能弥补部分患儿上腔静脉显示不清或上腔静脉内导管显示不清时导管尖端相对于右心房的位置关系，实现置管过程中导管尖端位置的精准定位。

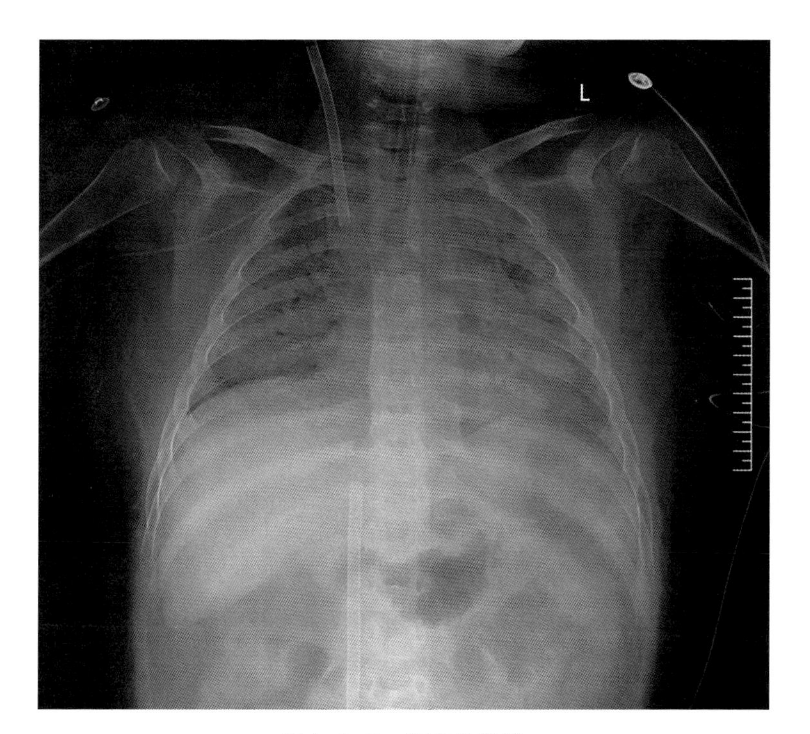

图 1-5-8　床旁 X 射线

第六节　床旁超声筛查导管相关性血栓

一、操作方法

采用高频线阵探头，将探头放于置管部位血管上方进行横向及纵向扫查。

二、导管相关性血栓征象识别

（一）B 模式

导管周围存在团状低回声，提示导管周围可能有血栓形成（图 1-6-1，图 1-6-2）。

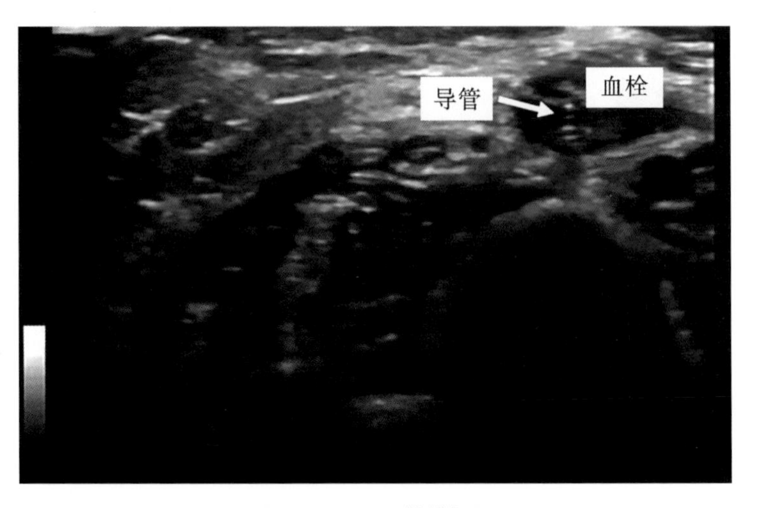

图 1-6-1　血管横切面

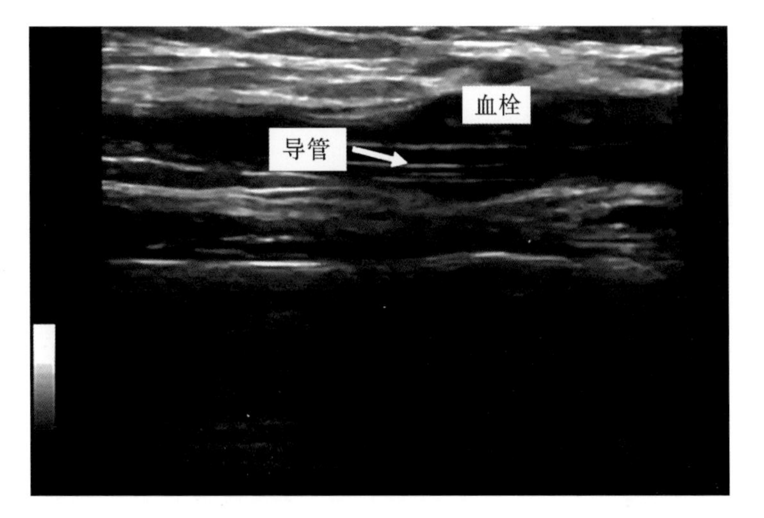

图 1-6-2　血管纵切面

（二）彩色多普勒模式

点击“Color”键，启用彩色多普勒模式，导管所在血管出现血流信号的充盈缺损，提示导管周围可能有血栓形成（图 1-6-3，图 1-6-4，扫码看视频）。

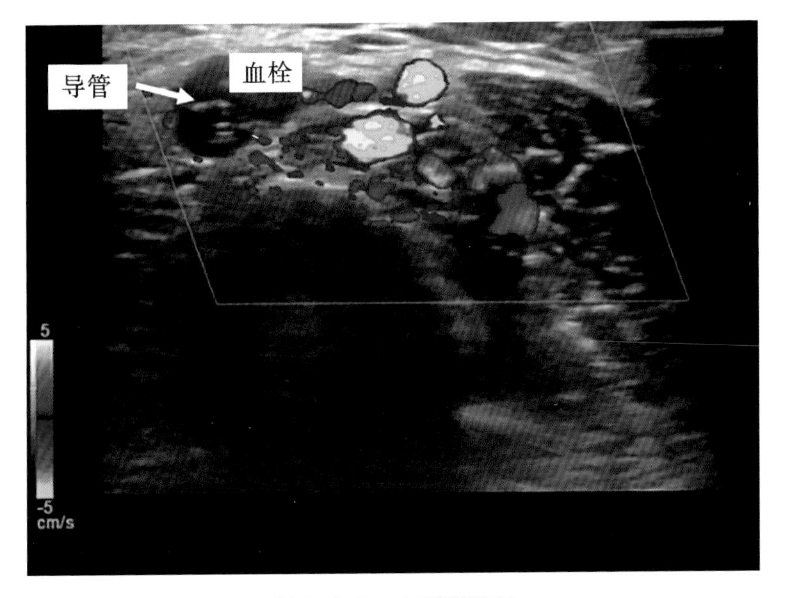

图 1-6-3　血管横切面

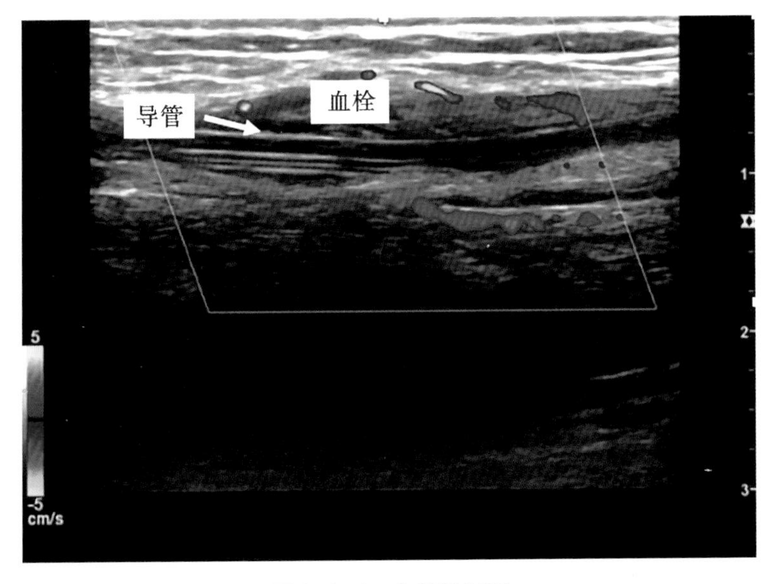

图 1-6-4　血管纵切面

彩色多普勒超声示充盈缺损

（三）谨慎加压试验

受检部位全程进行谨慎加压，血管不能被完全压闭，提示导管周围可能有血栓形成（扫码看视频）。

谨慎加压试验

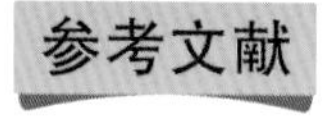

[1]王龙君，王丹，方艳艳，等. 超声与腔内心电图引导44例危重症患者PICC尖端定位的护理[J]. 中华护理杂志，2021，56(9)：1380-1382.

[2]封凤，徐红霞，王铃，等. 44例PICC原发性上腔静脉内异位患者的护理[J]. 中华护理杂志，2021，56(6)：904-906.

[3]中国医师协会新生儿科医师分会循证专业委员会. 新生儿经外周置入中心静脉导管操作及管理指南(2021)[J]. 中国当代儿科杂志，2021，23(3)：201-212.

[4]刘晶晶，汪丽娜，肖婷，等. 超声引导动态针尖定位法在新生儿桡动脉穿刺置管中的应用[J]. 中国医师杂志，2021，23(2)：285-288.

[5]姜玉新，王志刚. 医学超声影像学[M]. 北京：人民卫生出版社，2010.

[6]ABDELBASER I，MAGEED N A，ELMORSY M M，et al. Ultrasound-guided long-axis versus short-axis femoral artery catheterization in neonates and infants undergoing cardiac surgery：a randomized controlled study[J]. J Cardiothorac Vasc Anesth，2022，36(3)：677-683.

[7] TAKESHITA J, INATA Y, ITO Y, et al. Dynamic needle tip positioning for ultrasound-guided placement of a peripherally inserted central catheter in pediatric patients[J]. J Cardiothorac Vasc Anesth, 2020, 34(1): 114-118.

[8] TAN Y, TU Z, YE P, et al. Ultrasound guidance for internal jugular vein cannulation in neonates: modified dynamic needle tip positioning short-axis out-of-plane technique versus long-axis in-plane technique, a randomized controlled trial[J]. J Vasc Access, 2021, 16: 11297298211015043.

[9] 中国研究型医院学会危重医学专业委员会，中国研究型医院学会危重医学专委会护理研究学组，金歌，等. 基于循证的成人床旁超声护理专家共识[J]. 中华危重病急救医学，2020，32(9)：1029-1039.

[10] 张瑞华，霍亚玲，孙真真，等. 彩色多普勒超声对儿童 PICC 置管后血栓形成的诊断意义[J]. 血管与腔内血管外科杂志，2020，6(1)：42-45.

[11] 中国研究型医院学会危重医学专业委员会. 基于循证的儿童床旁超声护理专家共识[J]. 中华现代护理杂志，2023，29(2)：141-155.

延伸阅读

1. 扫码获取《基于循证的儿童床旁超声护理专家共识》。

基于循证的儿童床旁
超声护理专家共识

2. 超声引导动静脉置管流程图(图 1-6-5)。

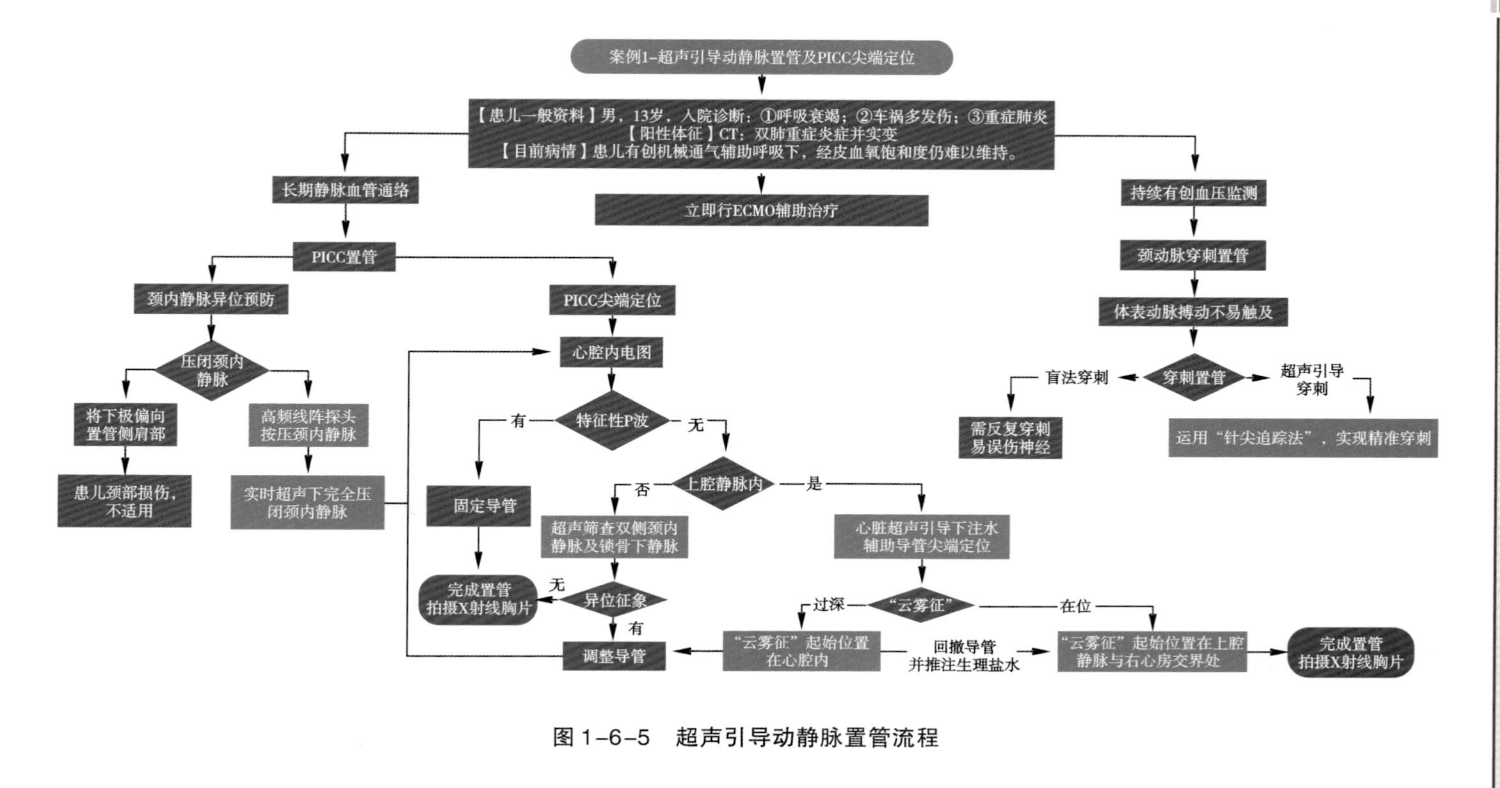

图1-6-5 超声引导动静脉置管流程

第二章

肺部超声及膈肌超声护理评估

第一节　肺部超声护理评估

一、肺部超声基础知识

（一）肺部超声原理

肺部以前一直被认为是超声医学检查的禁区，因为肺是充满空气的器官，会在气体与其他组织的交界面上产生大量反射，即伪影，不利于超声穿透到组织深部，因而也就不利于组织超声影像的形成，所以有“空气是超声的敌人”一说。直到 1992 年法国医生 Daniel A. Lichtenstein 教授（世界肺部超声之父）出版了第一部关于肺部超声的专著，这项技术才逐渐被更多临床医学领域和超声影像学专家认识，而 Lichtenstein 教授则是把空气“化敌为友”，根据肺组织在体内不同的“气”/“水”比例，总结出肺部超声的 10 个超声影像学特征。

肺超声征象的演变是一个肺组织逐渐失充气的过程。气胸和正常充气的肺，均呈 A 线；小叶间隔增厚至超声分辨率最小值，则出现 B 线。肺间质越厚，B 线越多、越密集，直至气体完全消失，呈肺实变。因此，A 线—不同密集度 B 线—肺实变的发展过程，其实就是肺泡气体越来越少、液体越来越多的过程。

（二）肺部超声检查方案

目前临床上的肺部超声检查方案主要有 BLUE 方案、改良 BLUE 检查方案，以及肺部超声评分的八分区、十二分区、二十八分区、PLUE 分区等。改良 BLUE 检查方案和十二分区检查方案具有简单可行、省时的特点，更适合 ICU 护士进行肺部超声的评估。

1. 改良 BLUE 检查方案　具体方法（图 2-1-1）：以患者手掌大小为准，双手四指并拢、双手食指并齐，将上手小指平对患者锁骨下缘，指尖指向胸骨。上蓝点：上手第三、四掌指关节处。下蓝点：下手掌中心。膈肌线：下手小指的横线。膈肌点：膈肌线与同侧腋中线的交点。PLAPS 点：下蓝点垂直向后与同侧腋后线的相交点。后蓝点：肩胛下线和脊柱间的区域。上蓝点能迅速明确气胸（自主呼吸），下蓝点能迅速明确气胸（机械通气患者），PLAPS 点能迅速发现胸腔积液以及肺实变，膈肌点能够迅速发现单肺通气、气管插管误入食管以及膈肌麻痹等情况。

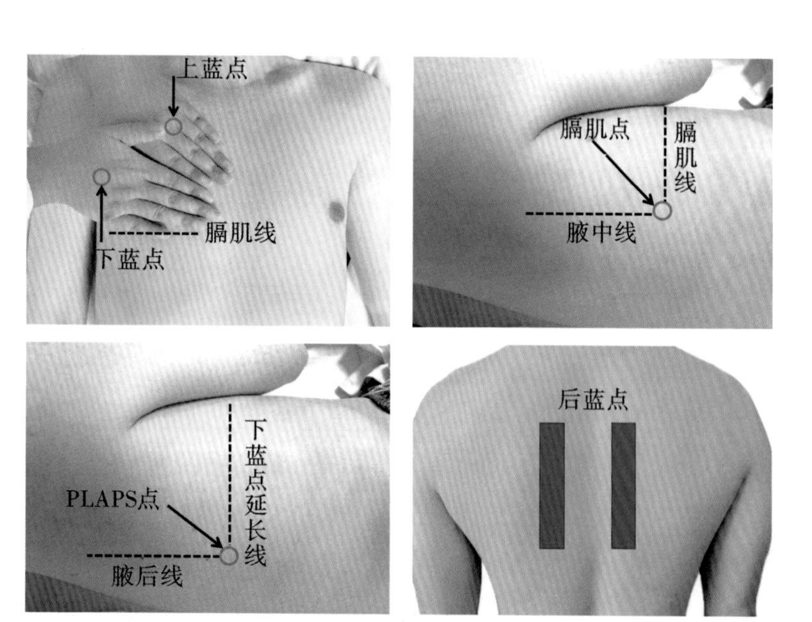

图 2-1-1　改良 BLUE 检查方案

2. 十二分区检查方案

（1）具体方法（图 2-1-2）：以患者的胸骨旁线、腋前线、腋后线、脊柱旁线将患者胸廓分为前、侧、后 6 个区，每个区再分为上下 2 个区，共 12 个区。若需进行定量扫查，则在此基础上增加锁骨中线和腋中线，再按肋间隙进行分区。

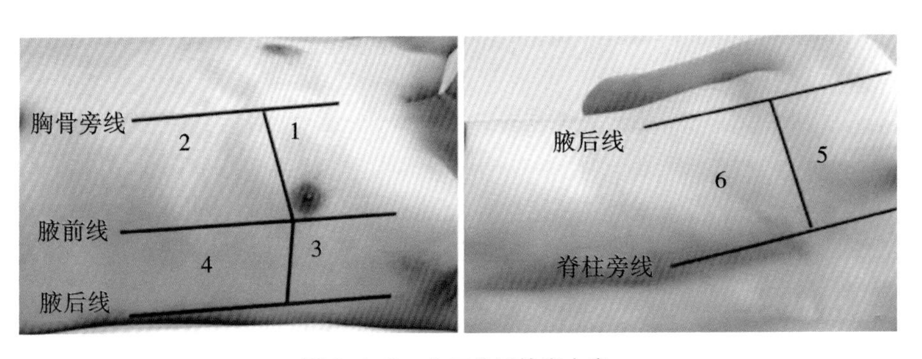

图 2-1-2　十二分区检查方案

(2)各区域根据征象评分(图 2-1-3):A 线为 0 分,表示通气良好;离散型 B 线为 1 分,表示通气轻度减弱;融合型 B 线为 2 分,表示肺泡浸润,肺通气严重下降;肺实变或肺不张为 3 分,表示肺通气几乎丧失。

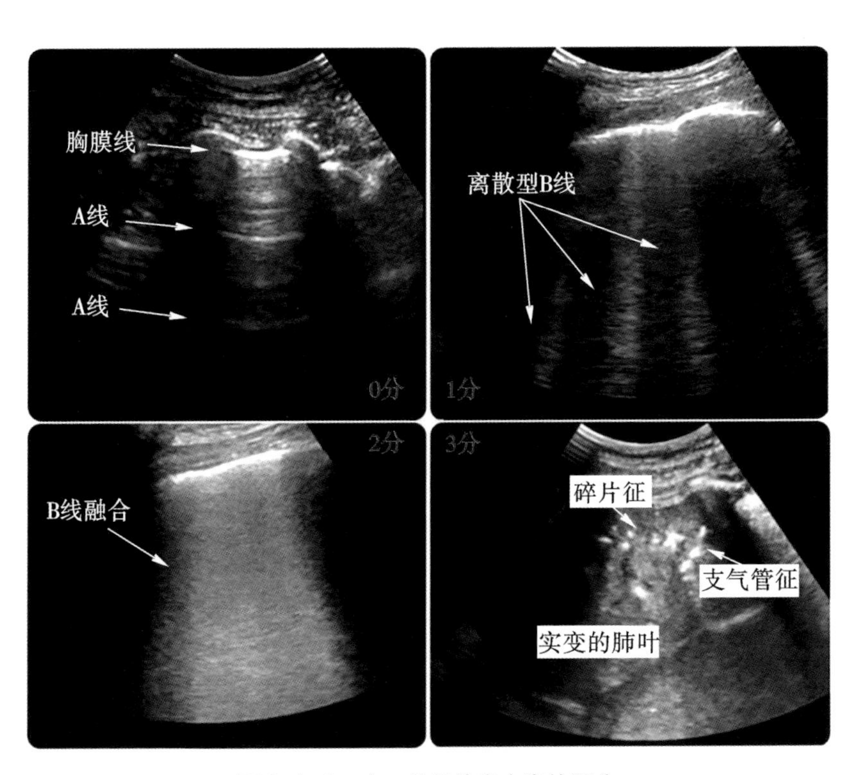

图 2-1-3　十二分区检查方案的评分

3. 改良 BLUE 检查方案与十二分区检查方案对比　改良 BLUE 检查方案根据受检者双手比例进行的体表定位，超声快速检查这 10 个标志性位置，可以迅速排除和诊断急性呼吸衰竭的病因。十二分区检查方案指将胸壁划分为 12 个区域，进行整体区域扫查，精细化筛查病灶，并且进行评分。因此，改良 BLUE 检查方案的价值是快速、准确的定性诊断病因，适用于 ICU、急诊科和麻醉科的快速诊治；而十二分区检查方案扫查范围更全面，避免遗漏，更适用于超声科诊断工作。

（三）肺部超声常见主要征象

1. 蝙蝠征　蝙蝠征代表了胸壁的正常解剖结构。胸膜线与相邻两个肋骨及其后方声影共同组成的影像形似蝙蝠，被称为“蝙蝠征”（图 2-1-4）。

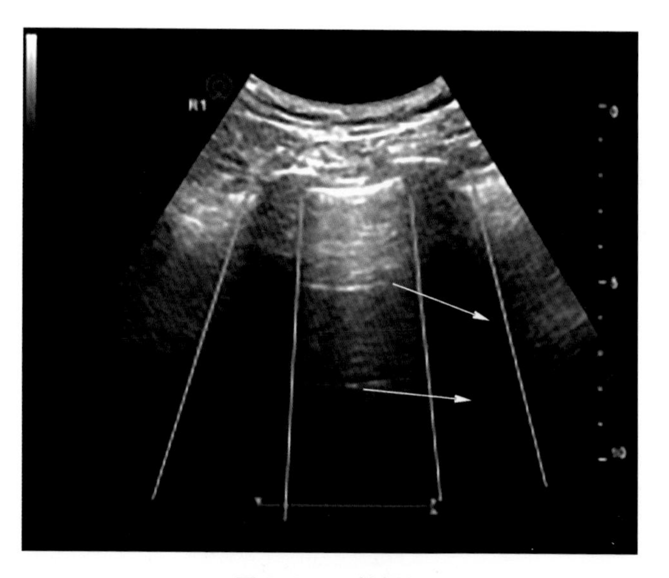

图 2-1-4　蝙蝠征

2. A 线　与胸膜线平行、等间距、逐渐衰减的高回声线（图 2-1-4）。A 线代表探头与胸膜线之间的混响伪像，表示肺或胸膜腔中存在空气（生理或气胸）。

3. 胸膜滑动征　胸膜线随着呼吸进行同步运动，这种动态水平运动称作“胸膜滑动征”（扫码看视频）。

胸膜滑动征

4. 海岸征　在 M 型超声下，胸膜线以上的胸壁组织没有任何运动，形成平行线，而在胸膜线下方是均匀的沙粒样，形似海岸，称为“海岸征”（图 2-1-5）。

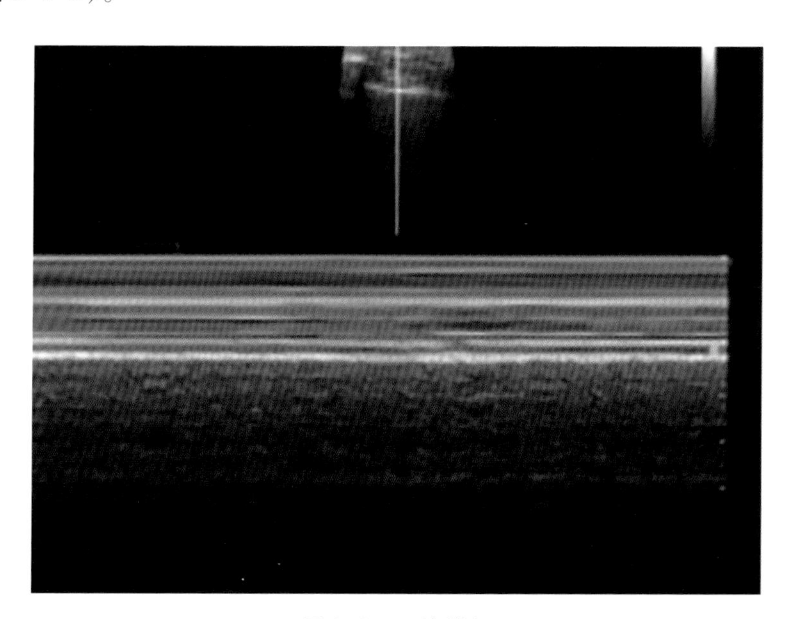

图 2-1-5　海岸征

5. B 线　表现为一系列起源于胸膜线并与之垂直、呈放射状延伸至屏幕边缘而不发生衰减、随呼吸往复运动的线样高回声（图 2-1-6）。B 线又分为 B7 和 B3。正常肺小叶间隔距离 7 mm，B 线间隔为 7 mm 左右为 B7，B7 线提示肺小叶间隔渗出，为间质性肺水肿。B 线间隔小于 3 mm 为 B3，B3 线提示肺泡水平的液体积聚。B 线特征：起自胸膜线、随胸膜滑动而滑动、垂直于胸膜线发出高回声影，带有“彗星尾”的伪像，呈激光束状，直达屏幕边缘且不衰减，擦除 A 线。

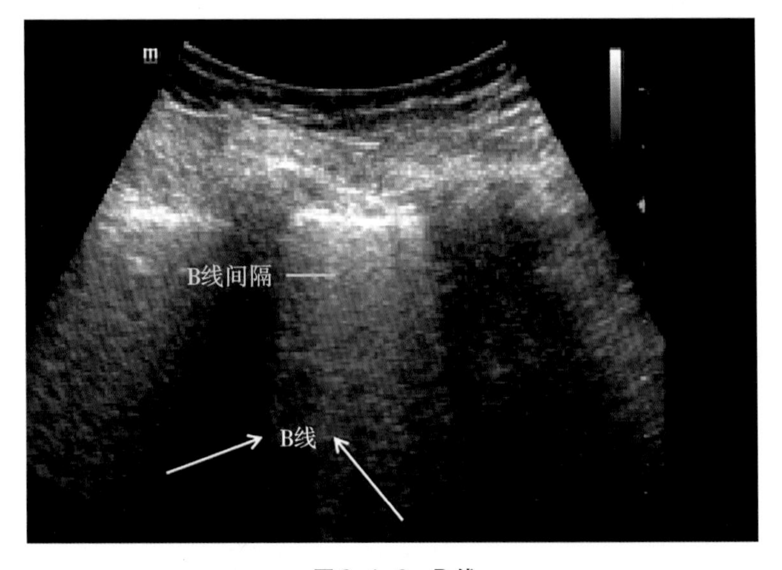

图2-1-6　B线

6. 碎片征　指实变的肺脏和充气的肺泡交界处出现不规则碎片样强回声征象(图2-1-7)。

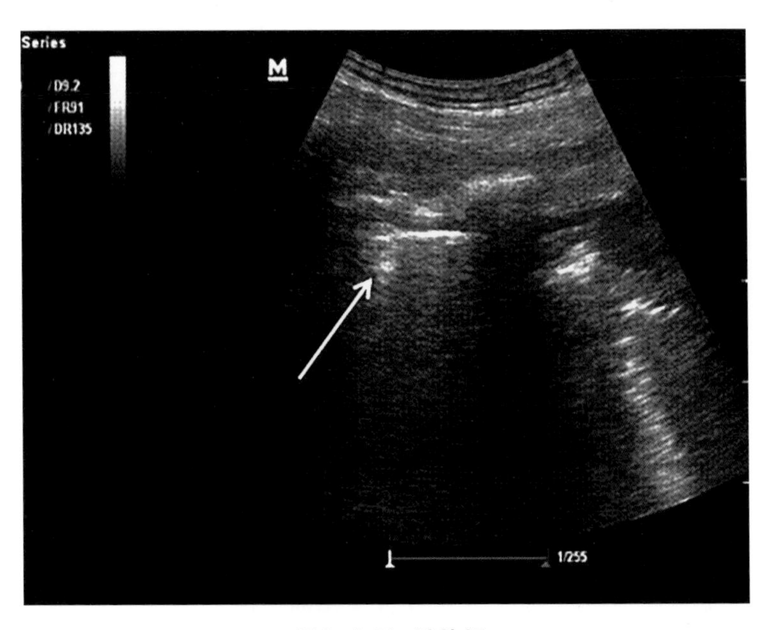

图2-1-7　碎片征

7. 组织样征　指实变肺脏呈现肝脏样、脾脏样等回声征象(图 2-1-8)。

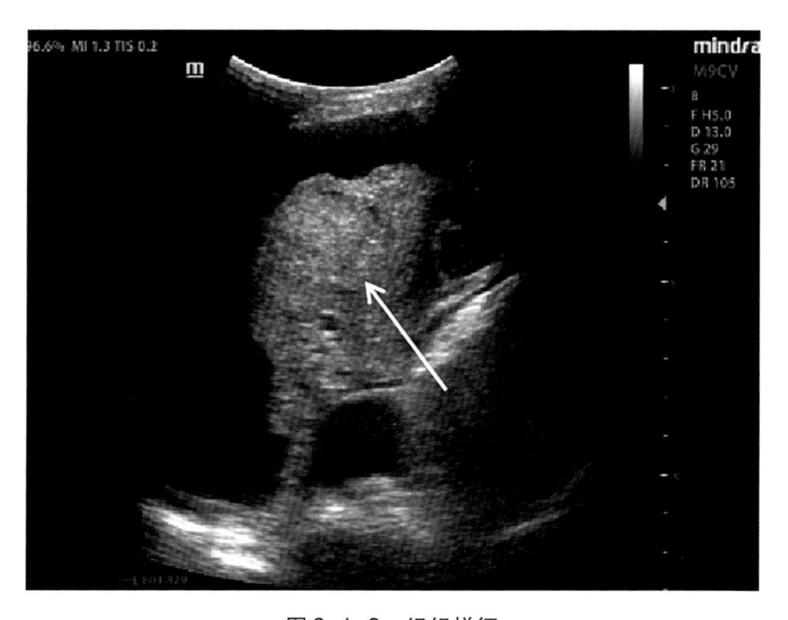

图 2-1-8　组织样征

8. 支气管充气征　指实变的肺组织内出现的点状或线状强回声征象,根据其是否具有动态变化可分为动态和静态支气管充气征(扫码看视频)。

动态支气管充气征

9. 平流层征　气胸时,由于胸膜腔中含有空气,壁层和脏层胸膜分离。在 M 型超声下,出现连续、平滑、平行的高回声线,形似平流层,称为平流层征(图 2-1-9)。

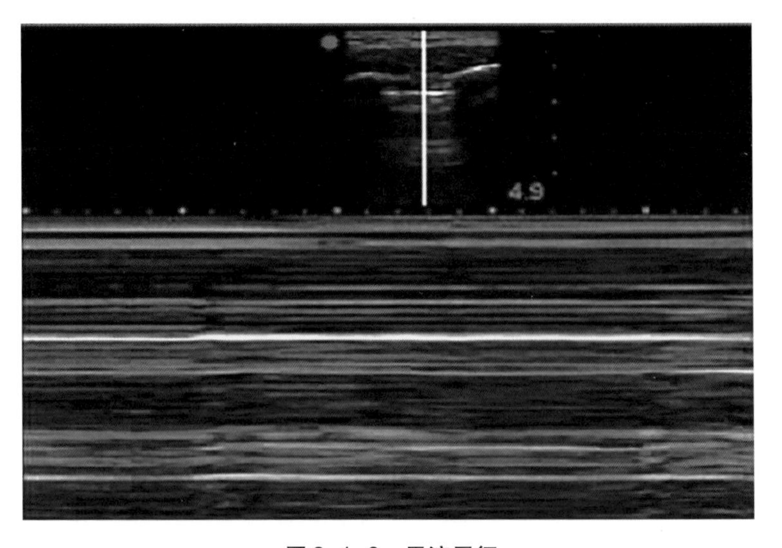

图 2-1-9　平流层征

10. 肺点　气胸时，由于胸膜腔中含有空气，壁层和脏层胸膜分离。在M 型超声下，“沙滩征”被“平流层征”代替的交界点，称为肺点。

11. 四边形征　胸腔积液时，胸膜线、上下肋骨声影和脏胸膜-肺界面所形成的肺线共同组成的影像，形似四边形的形状，称为“四边形征”（图 2-1-10）。

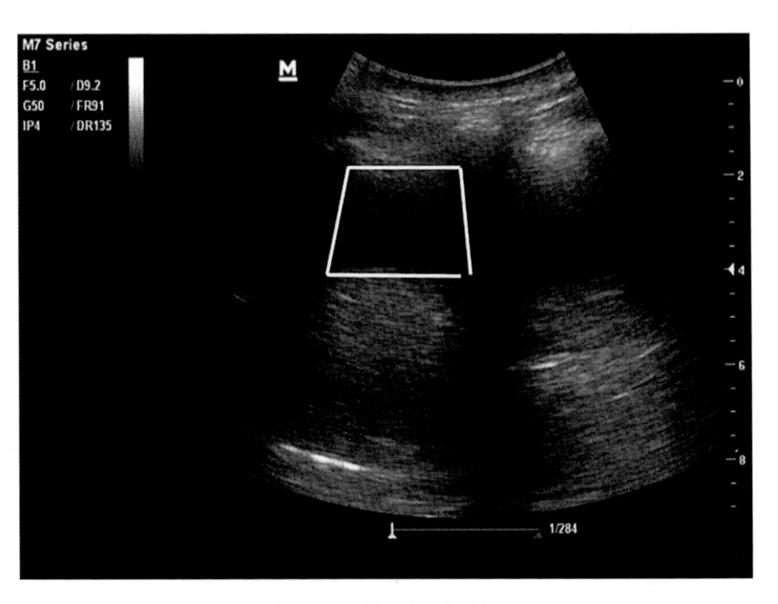

图 2-1-10　四边形征

12. 水母征　受压肺叶在大量胸腔积液中随呼吸运动往返漂浮，形似水母，称为“水母征”（图 2-1-11）。

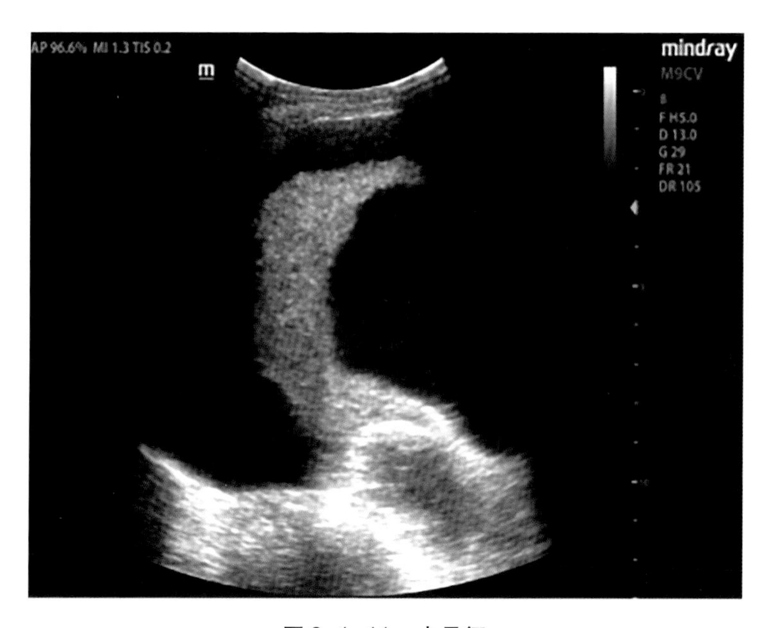

图 2-1-11　水母征

13. 正弦波征　胸腔积液时，在 M 型超声下，肺表面线随呼吸的搏动向胸膜线方向运动而呈现类似正弦波样的改变，称为“正弦波征”（图 2-1-12）。

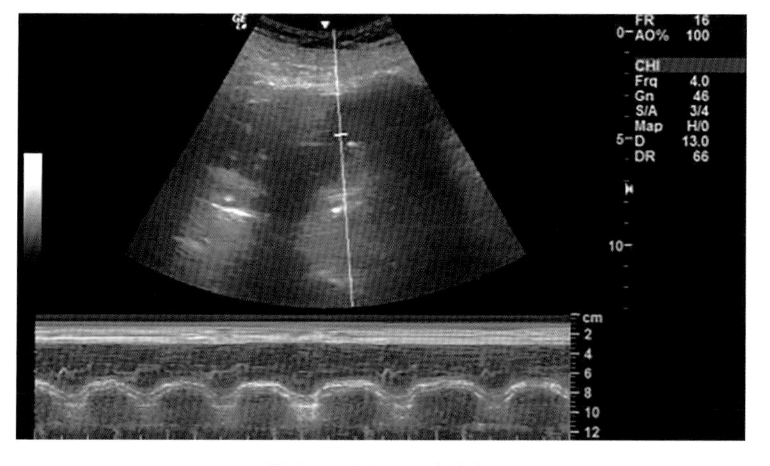

图 2-1-12　正弦波征

(四)肺部超声检查具体操作方法

1.患者体位　建议患者采取仰卧位、侧卧位或俯卧位,处于被动体位时,也可采取半卧位或坐卧位。仰卧位:扫查前胸壁,观察有无气胸。仰卧位:扫查前胸壁和侧胸壁,观察有无胸腔积液和肺部病变。侧卧位:尽可能向背部扫查,观察有无胸腔积液和肺实变。半卧位或坐位:背部扫查,观察有无胸腔积液和肺实变。

2.探头选择　临床上适用于腹部和浅表器官的彩色多普勒超声诊断仪均能够满足经胸壁肺部超声检查要求。高频线阵探头(7.5～10.0 MHz)主要检查胸壁、胸膜及胸膜下的病变,低频凸阵探头(2～5 MHz)主要用于较深部的肺组织病变和体型肥胖者的检查。

3.探头方向　超声探头中心需垂直于骨性胸廓,沿纵向和横向扫查。纵向时超声探头先置于矢状位,并调整角度使其垂直于肋间隙,超声探头标记点指向头侧,由头向足垂直肋间滑动,可观察到大部分胸膜和肺,但会受肋骨遮挡。横向则是将超声探头沿肋间隙水平放置,超声探头标记点指向胸骨,沿肋间滑动,可观察到整个肋间隙胸膜的情况,但也仅限于该肋间隙胸膜和肺。

4.动作要领(滑、摇、倾、转)　滑是指整个超声探头平面紧贴受检区域皮肤,沿着一定方向滑行;摇是指整个超声探头平面紧贴受检区域皮肤,以超声探头与胸壁的接触点为支点,将超声探头左右摇摆,观察整个切面;倾是指整个超声探头平面紧贴受检区域皮肤,以超声探头与胸壁的接触点为支点,将超声探头前后倾斜,观察不同切面;转是指整个超声探头平面紧贴受检区域皮肤,以超声探头与胸壁的接触点为支点,超声探头以自身中轴线顺时针或逆时针方向旋转一定角度(图2-1-13)。

5.获得标准规范图像需要满足的条件　①胸膜线在图像上1/3处;②整体图像的明暗度、对比度适当,无过暗或过亮;③“蝙蝠征”居中;④胸膜线水平、上下两根肋骨在同一水平线上;⑤胸膜线清晰,出现锐利的A线。

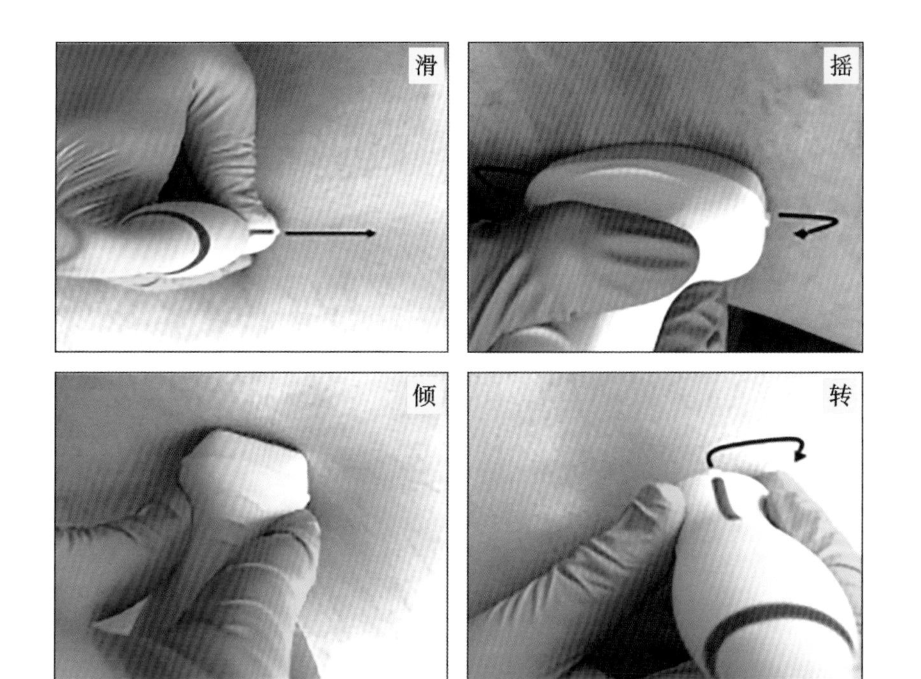

图 2-1-13　滑、摇、倾、转示意

二、临床护理案例解析

（一）病例摘要

患者，男性，63 岁。以“活动后胸闷气喘 2 月余，加重伴意识障碍 1 d”为主诉。1 d 前患者胸闷、呼吸困难较前明显加重，伴有意识障碍、嗜睡、言语不利，无口角歪斜、头痛、喷射状呕吐、大小便失禁等，至当地医院就诊，给予无创呼吸机辅助呼吸治疗，为求进一步诊治，于 2023 年 8 月 5 日收入我院。

入院诊断：①呼吸衰竭；②意识障碍查因。

（二）护理问题

患者存在严重的呼吸困难，如何能快速地识别呼困难的原因并进行相应的处理？

（三）床旁超声评估

1. 超声征象　采用改良 BLUE 检查方案，床旁超声下发现该患者左肺呈现“水母征”（初步判断为胸腔积液，可能是本次胸闷、呼吸困难的原因），见

图 2-1-11。当患者肺部 B 型超声出现“四边形征”“水母征”或 M 型超声出现“正弦波征”时均提示存在胸腔积液。

2. 临床处理　护士使用床旁超声沿着患者胸廓肋间进行横切扫查，测定呼气末、横切面脏壁层胸膜之间的最大距离为 5.91 cm，胸腔积液量估计为 1 180 mL，并初步确定穿刺位点分别为左腋中线第 7 肋间与右腋后线第 8 肋间，辅助临床医生进行胸腔积液的治疗。

（1）胸腔积液量的判断：脏层和壁层胸膜的距离大于 1 cm，可进行胸腔穿刺术；脏层和壁层胸膜距离大于 3 cm 时，积液量至少大于 500 mL。

（2）胸腔积液进行定量测定：胸腔积液量 $V/(\mathrm{mL}) = 20\times \mathrm{Sep}(\mathrm{mm})$，其中 Sep 为呼气末、横切面（人体纵轴垂直）脏壁层胸膜之间的最大距离。

3. 临床转归　配合医师进行超声引导下穿刺技术，穿刺过程顺利，并且置入胸腔引流管，初步引流出 800 mL 胸腔积液后患者胸闷、呼吸困难的症状有所缓解。8 月 8 日 7 时再次行肺部超声评估，发现患者的脏层胸膜和壁层胸膜中间的液性暗区几乎消失，见图 2-1-14，患者胸闷、呼吸困难的症状较前明显缓解。《基于循证的成人床旁超声护理专家共识》中指出：对于胸腔积液患者，液性暗区区域缩小，“正弦波征”消失等提示病情好转，治疗和护理有效；反之病情加重，治疗和护理措施效果不佳。此例患者在 8 月 8 日 14 时转入普通病房继续治疗。

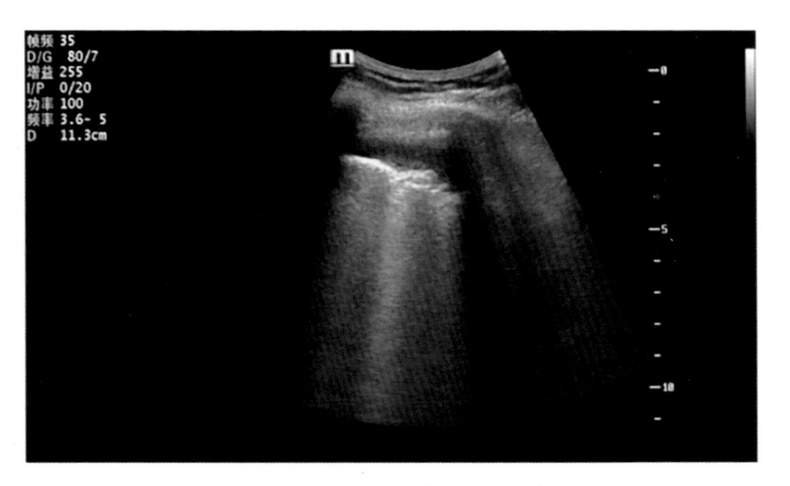

图 2-1-14　少量胸腔积液征象

（四）分析与讨论

肺部超声能够快速识别患者呼吸困难的原因，本案例中，患者存在大量的胸腔积液，超声征象表现为“水母征”，需要进行胸腔穿刺引流。与传统方法相比，应用超声进行胸腔穿刺对于少量的胸腔积液或包裹性胸腔积液特别有用。超声可以识别穿刺的最佳位点，并测量邻近器官的深度以避免器官损伤，减少并发症（如气胸）的发生率，增加液体引流的成功率。

（五）专业点评

超声对胸腔积液诊断有重要临床价值，它可帮助定位、定量，指导穿刺引流。少量胸腔积液 X 射线难以诊断时，超声探测肋膈角内有液性暗区即可明确诊断。

（六）思考题

超声如何鉴别游离性胸腔积液、局限性胸膜积液、血性胸腔积液或脓胸？

肺部超声思维流程图，见图 2-1-15。

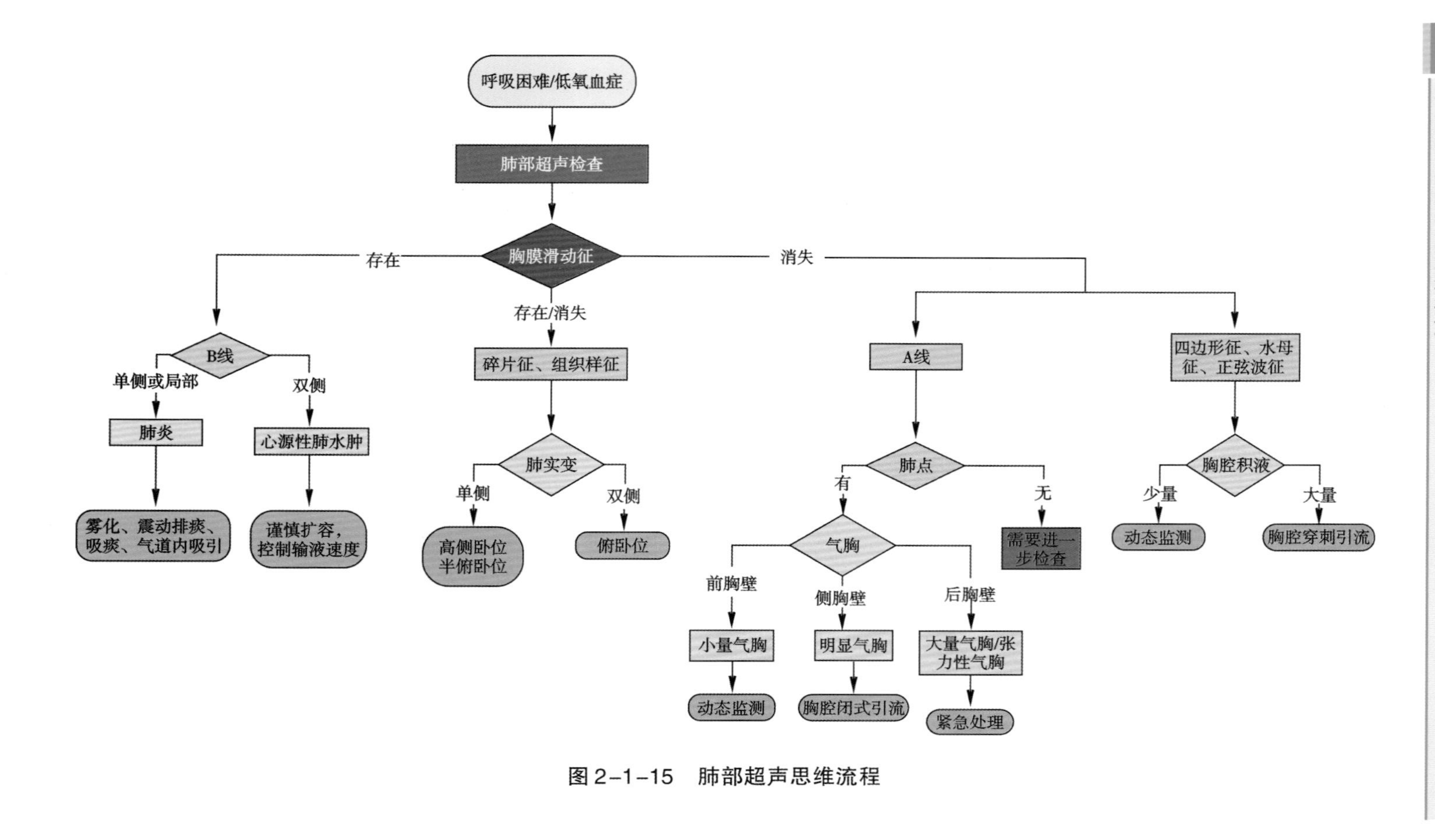

图 2-1-15　肺部超声思维流程

第二节　膈肌超声护理评估

一、膈肌超声测量指标

1. 膈肌移动度（位移）　膈肌移动度，是横膈膜从呼气结束时的水平面移动到吸气结束时的水平面的距离。平静呼吸时膈肌移动度正常值为男性（1.8±0.3）cm，女性（1.6±0.3）cm。而对于指导脱机拔管来说，膈肌移动度截断值为 10～14 mm。

2. 膈肌厚度　膈肌厚度可以在安静自主呼吸和最大吸气及呼气时进行测量。当成年健康志愿者的肺容量为功能残气量时，其膈肌厚度的正常值为 1.7～3.3 mm，且不同人群之间有差异，女性较男性低，儿童较成人更低。随着肺活量的增加，膈肌厚度显著增加。当肺活量从残气量增加至肺总量时，膈肌厚度平均增加 54%，且与自主呼吸时的肺活量呈非线性相关关系。

3. 膈肌增厚率　自主呼吸模式，无明显呼吸做功情况下，测量一个呼吸周期中某一固定点位的吸气最大厚度和呼气最小厚度，得出膈肌增厚率=（吸气末厚度－呼气末厚度）/呼气末厚度×100%，至少测量 3 个呼吸周期求得平均值。膈肌萎缩患者呼气末厚度小于 0.2 cm，膈肌功能障碍患者的增厚率截断值为 30%～36%，这同时也是指导脱机的截断值，当其小于 20% 可诊断为膈肌瘫痪。

二、膈肌厚度超声评估方法

（一）探头

线阵探头。

（二）患者体位

平卧位或头高 30°卧位。

（三）探头位置（图 2-2-1）

1. 位置 1　腋前线第 7/8 肋间、8/9 肋间，探头沿肋间隙放置。
2. 位置 2　腋中线第 7/8 肋间，探头标志朝向患者头侧。

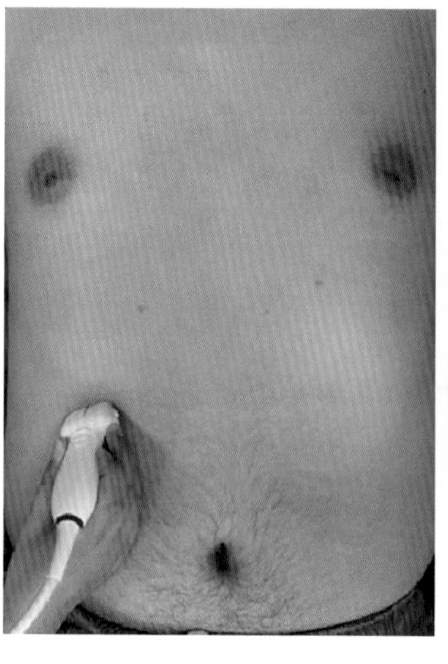

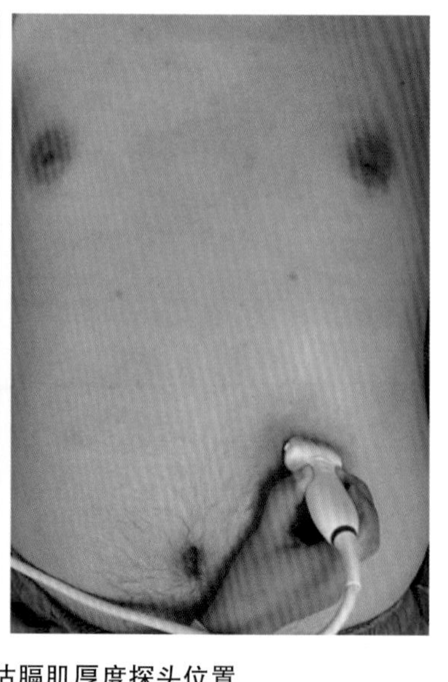

图 2-2-1　超声评估膈肌厚度探头位置

（四）床旁超声下确定需要测量的膈肌

膈肌是夹在胸膜和腹膜之间的肌肉组织。

（五）测量胸膜与腹膜之间的距离

见图 2-2-2。

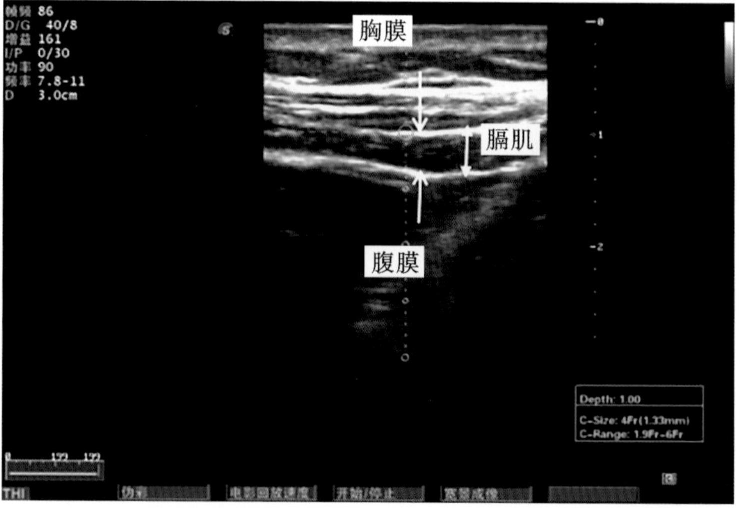

图 2-2-2　膈肌厚度测量方法

(六)超声评估膈肌厚度变化率的方法

1. 第一步　选择 M 模式,将采样线垂直于膈肌,分别测量吸气时增厚的膈肌厚度和呼气变薄的膈肌厚度。

2. 第二步　计算膈肌增厚率=(吸气末膈肌厚度-呼气末膈肌厚度)/呼气末膈肌厚度×100%。

三、膈肌活动度超声评估方法

1. 探头　凸阵探头或相控阵探头。

2. 患者体位　平卧位。

3. 探头位置(图 2-2-3)　将探头置于腋前线或锁骨中线与肋缘交界处(双侧),探头标志朝向外下方。

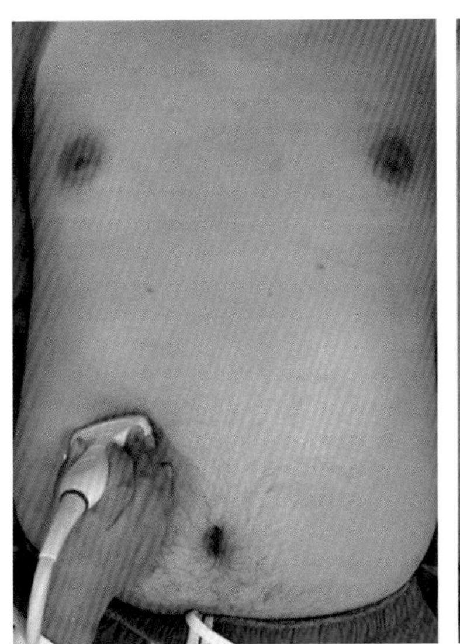
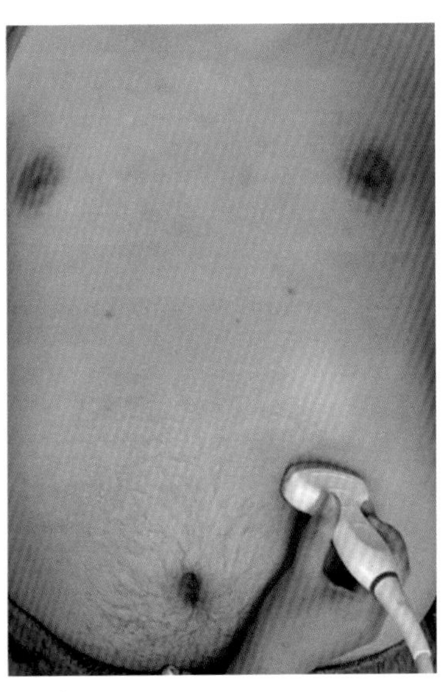

图 2-2-3　超声评估膈肌活动度探头位置

4. 测量方法

(1)第一步:2D 模式下确定需要测量的膈肌(图 2-2-4)。

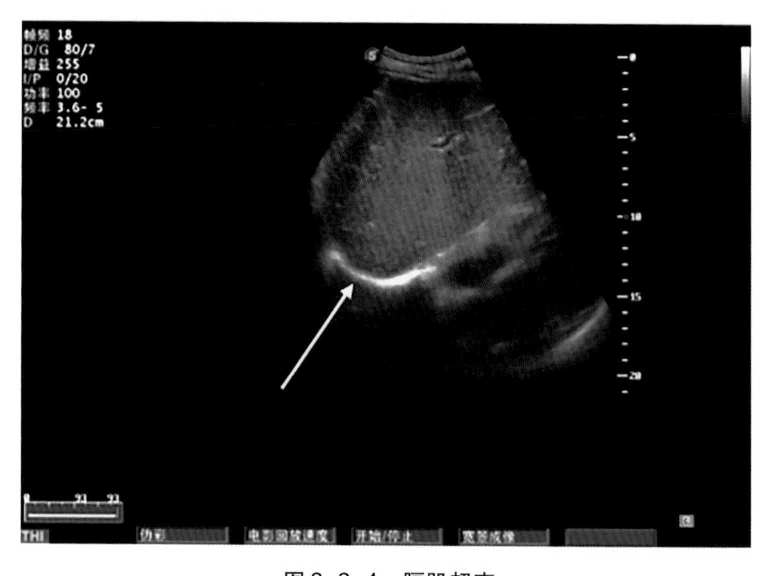

图 2-2-4　膈肌超声

（2）第二步：选择 M 模式，将采样线垂直于膈肌，测量膈肌移动幅度（图 2-2-5）。

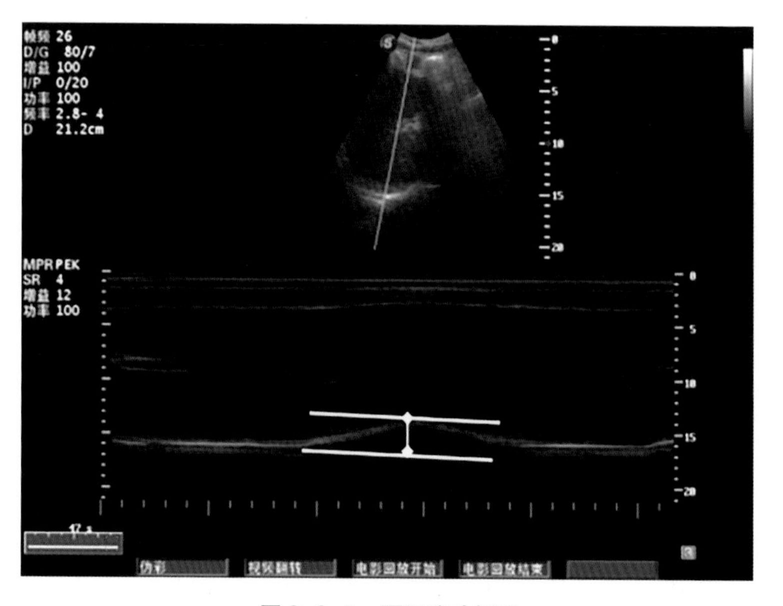

图 2-2-5　膈肌移动幅度

参考文献

[1]金歌,黄海燕,刘延锦,等.基于循证的成人床旁超声护理专家共识[J].中华危重病急救医学,2020,32(9):1029-1039.

[2]张超凡,程英春,董海.重症患者床旁超声显示双肺不对称征象的临床意义[J].中华危重病急救医学,2020,32(9):1118-1120.

[3]刘晓,潘敏,陈芳,等.基于B线的肺部超声评分定量评估肺部疾病研究进展[J].中国医学影像技术,2022,38(2):308-311.

[4]张磊,周成杰,姚滔,等.肺部超声评估急性呼吸窘迫综合征临床应用价值[J].中华急诊医学杂志,2020,29(3):392-397.

[5]倪秀梅,徐风玲,陈浩,等.基于肺部超声的气道廓清方案在ICU机械通气患者中的应用[J].中华护理杂志,2023,58(9):64-68.

[6]BOTKER M T,JACOBSEN L,RUDOLPH S S,et al. The role of point of care ultrasound in prehospital critical care: a systematic review[J]. Scand J Trauma Resusc Emerg Med,2018,26(1):1-14.

[7]曾丽钦,吕国荣,连细华,等.超声B线征与肺水肿严重程度的相关性[J].中国超声医学杂志,2019,35(3):272-274.

[8]吕杰,吕姗,郭晓夏,等.肺部超声指导危重症患者肺部病变诊疗的效果评价[J].中国中西医结合急救杂志,2021,28(3):324-328.

[9]石永珍.肺部超声在重症患者胸部评估与护理中的应用[J].中国老年学杂志,2020,40(20):4330-4333.

[10]王浩,张敏,李菁,等.床旁肺部超声结合肺部护理治疗老年重症肺炎临床观察[J].中国病案,2021,22(4):109-112.

[11]DEHBOZORGI A,ESLAMI NEJAD S,MOUSAVI-ROKNABADI R S,et al. Lung and cardiac ultrasound (LuCUS) protocol in diagnosing acute heart failure in patients with acute dyspnea[J]. The American Journal of Emergency Medicine,2019,37(11):2055-2060.

[12]余鑫,刘中洋.肺部超声检查对肺炎患者治疗方案调整预测价值[J].临床荟萃,2022,37(2):133-136.

[13]MUMOLI N,VITALE J,GIORGI-PIERFRANCESCHI M,et al. Accuracy of Nurse-Performed Lung Ultrasound in Patients With Acute Dyspnea: A

Prospective Observational Study[J]. Medicine,2016,95(9):e2925.
[14]李立,代兴,郁静. 肺部超声联合膈肌运动度在机械通气患者拔管中的临床应用[J]. 中华肺部疾病杂志(电子版),2020,13(5):681-684.
[15]尹万红,王小亭,刘大为,等. 重症超声临床应用技术规范[J]. 中华内科杂志,2018,57(6):397-417.

第三章

胃肠超声护理评估及相关操作引导

重症患者营养风险较高，早期肠内营养(enteral nutrition，EN)能够提供营养底物，维护肠道微生态及肠黏膜屏障，增强肠道免疫功能，从而改善重症患者临床预后。然而，受制于重症患者常有不同程度非器质性病变的胃肠功能障碍，实施 EN 面临反流、误吸、喂养不耐受(feeding intolerance，FI)等风险，或可导致肺炎等相关并发症的发生。因而，监测患者胃肠功能、选择合适的肠内营养途径是 EN 实施的关键环节。近年来，床旁超声技术在定性和定量地指导 EN 实施、监测 FI、指导鼻胃管或鼻肠管留置等方面的价值日益凸显，已成为 EN 管理评估中一种可靠的、不可或缺的工具。本章将从床旁超声学习和临床应用的思路、实践操作两个角度详细介绍护士如何应用胃肠超声辅助肠内营养的护理管理。

第一节　胃肠道超声基础

胃肠超声可以通过定量、定性评估胃内容物早期识别 FI，指导调整 EN 速度及合理选择喂养途径，相对于传统评估方法，更为准确、快速，有效降低 EN 实施的并发症，减少喂养中断。但值得注意的是，胃肠超声因胃肠道为含气器官而受到限制，超声图像质量高度依赖操作者技术水平与胃内容物状态影响。胃肠超声扫查时，一般选择凸阵探头(2～5 MHz)、二维模式。操作者根据切面图像的质量，合理运用滑、摇、倾、转动作，调节深度、增益及焦点位置。为获得准确数据，评估同一患者相同指标时，患者需保持同一体位与部位。建议医护人员临床应用前接受标准化的培训和考核，对超声图像的判断应与患者病理生理状态及他人的判读结果相结合。

第二节　床旁超声评估胃排空功能

胃排空延迟为危重患者胃肠运动功能障碍最具代表性的临床表现之一。目前床旁超声相关的专家共识指出，胃排空功能评估的常用指标为胃残余量（gastric residual volume，GRV）和胃窦运动指数（motility index，MI）。评估上述两项指标的基础操作为获取标准的胃窦短轴切面。

一、胃窦超声的解剖基础

胃分为4部，贲门部、胃底、胃体和幽门部（图3-2-1）。胃窦是胃区最适合超声扫描的部位，是床旁超声评估GRV的首选部位。临床上所称的“胃窦”是指幽门窦。胃窦位于腹前壁，位置较为固定，是胃部最容易获取超声图像的部位，具有良好的声学窗口（肝脏、腹主动脉），有公认的标准切面，在不同操作者间具有良好的一致性。胃窦处于胃的较低位置，由于重力作用，胃内容物容积集聚于此，可以准确评估整个胃内容物。胃体通常有较大的空气含量，可能会干扰检查，胃底通过超声检查的难度较大。

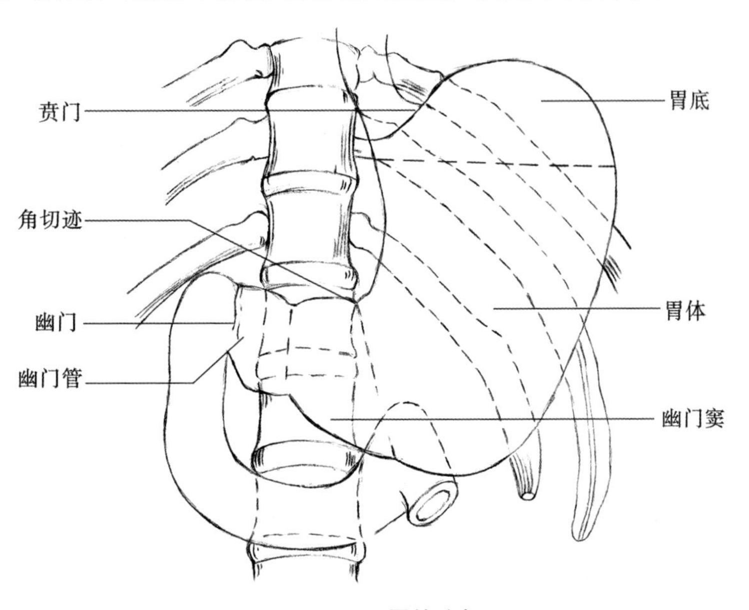

图3-2-1　胃的分部

(一)胃窦的体表投影位置

成人胃中等充盈时,大部分位于左季肋区,小部分位于腹上区。胃的位置随着体位、充盈程度及肠管的形态而改变,也受体型、腹壁弹性以及胃壁肌张力的影响。胃窦的体表投影为腹部正中、剑突下略偏左(图 3-2-2)。

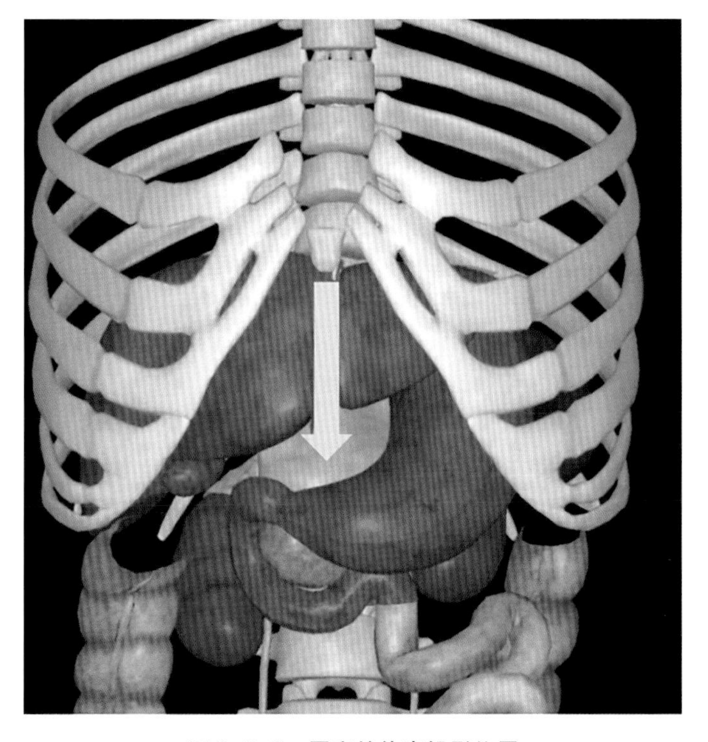

图 3-2-2　胃窦的体表投影位置

(二)胃壁的组织结构

胃壁有 4 层结构,由内向外依次由黏膜层、黏膜下层、肌层、浆膜层(图 3-2-3)。正常胃壁厚 0.3 ~ 0.5 cm。在胃壁结构中最厚的是黏膜层与肌层,其次是黏膜下层。在空胃状态下,胃窦短轴切面可见胃壁表现为“三高”相间的回声结构,从内到外分别为高回声层(为黏膜上皮层)、低回声层(为黏膜深层)、高回声层(为黏膜下层)、低回声层(为固有肌层)、高回声层(为浆膜层和周围结构的边界)(图 3-2-4)。

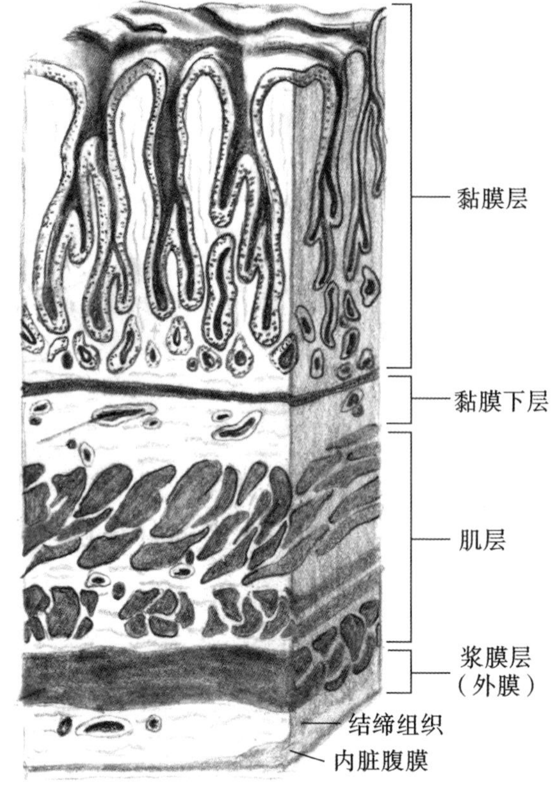

图 3-2-3　胃壁的组织结构

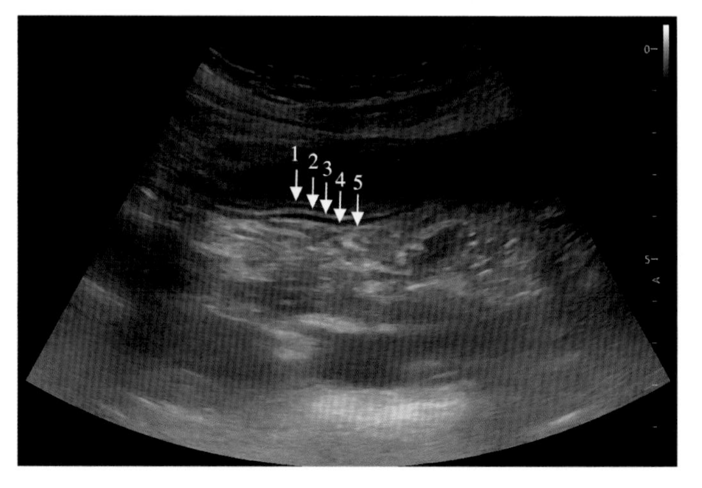

图 3-2-4　超声下的胃壁组织结构

1. 高回声：黏膜上皮层；2. 低回声：黏膜深层；3. 高回声：黏膜下层；4. 低回声：固有肌层；5. 高回声：浆膜层和周围结构的边界。

二、获取标准胃窦短轴切面的操作方法

患者取右侧卧位，选择超声凸阵探头。

操作者将超声探头垂直于皮肤放置在剑突下，探头标志点朝向患者头部（图 3-2-5）。超声屏幕左部可显示肝脏左缘，屏幕下部可显示腹主动脉，在两者夹角处可见一环状结构为胃窦的短轴切面（图 3-2-6）。

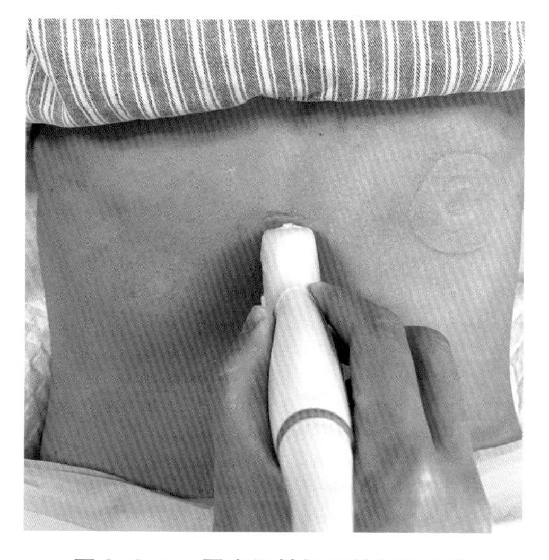

图 3-2-5　胃窦短轴切面的扫查方法

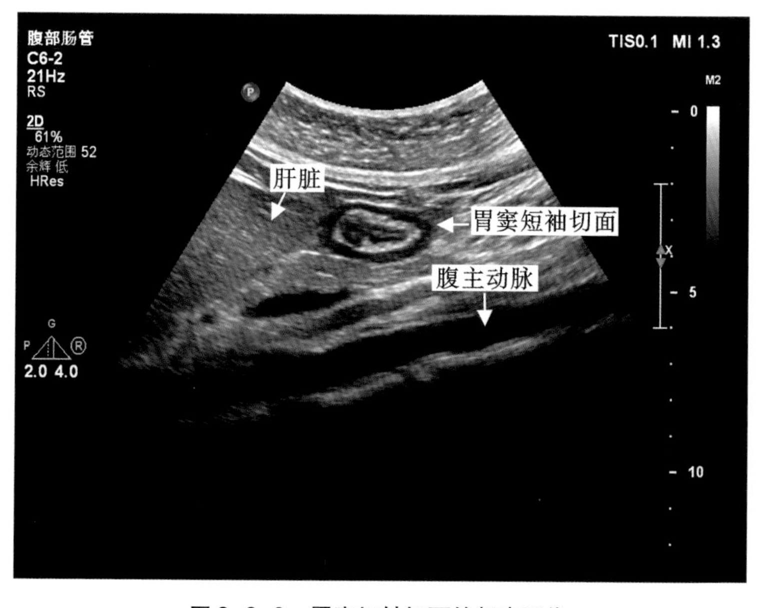

图 3-2-6　胃窦短轴切面的超声图像

三、床旁超声评估胃残余量及其临床应用指导

（一）基于胃窦横截面积评估胃残余量

根据目前相关研究，基于胃窦横截面积（cross-section area，CSA）评估胃残余量是一种简单、准确的方法。基于胃窦 CSA 预测 GRV 的数学模型有两种，其中，临床上最常用的模型为 GRV（mL）= 27.0+14.6×右侧卧位 CSA（cm^2）-1.28×年龄（岁）。该模型适用于体重指数高达 40 kg/m^2 的成人非妊娠患者，能够准确预测 500 mL 以下的 GRV。该模型要求患者体位为右侧卧位，因右侧卧位时胃内容物流向远端胃窦，增加了扫描的敏感性，胃窦横截面积与胃内体积的相关性最强，故右侧卧位为胃窦短轴面积预测 GRV 的最佳体位。当患者无法右侧卧位时，可以选择半坐卧位。仰卧位下超声评估 GRV 的敏感和准确均较低，不建议选择。

为便于评估 GRV，研究者也根据上述数学模型，编制了相应的查表法（表 3-2-1）。操作者将变量右侧卧位下 CSA（cm^2）与变量年龄（岁）对应，即得出 GRV。此外，有研究显示，标准右侧卧位 CSA，当胃窦头尾径直径 <10 cm 时，可以预测 GRV<500 mL，这也可作为一种简单的估算方法。

表 3-2-1　基于床旁超声测算的右侧卧位 CSA 预测不同年龄患者的 GRV

单位：mL

右侧卧位 CSA（cm^2）	年龄（岁）						
	20	30	40	50	60	70	80
3	45	32	20	7	0	0	0
5	74	62	49	36	23	10	0
7	103	91	78	65	52	40	27
9	133	120	107	94	82	69	56
11	162	149	136	123	111	98	85
13	191	178	165	153	140	127	114
15	220	207	194	182	169	156	143
17	249	236	224	211	198	185	173
19	278	266	253	240	227	214	202
21	307	295	282	269	256	244	231

续表 3-2-1

右侧卧位 CSA（cm^2）	年龄（岁）						
	20	30	40	50	60	70	80
23	337	324	311	298	285	273	260
25	366	353	340	327	315	302	289
27	395	382	369	357	344	331	318
29	424	411	398	386	373	360	347

（二）获取胃窦 CSA 的操作方法

1. 操作方法　患者保持右侧卧位，操作者获取胃窦短轴的标准切面，测量右侧卧位下的胃窦 CSA，有双直径法和直接描记法 2 种方法。

（1）双直径法：使用超声仪的测量功能键，分别测量胃窦短轴的前后径和头尾径（两者呈垂直关系），胃窦短轴面积=前后径×头尾径×π/4（图 3-2-7）。

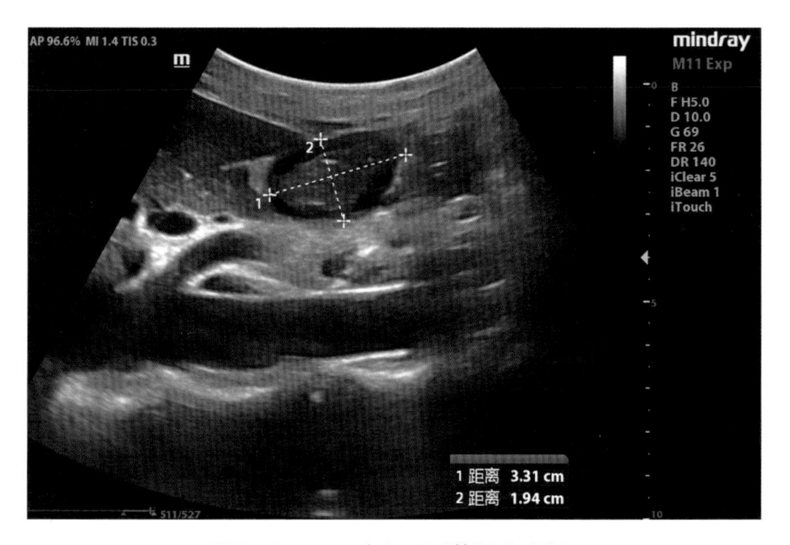

图 3-2-7　双直径法测算胃窦 CSA

1. 头尾径；2. 前后径。

（2）直接描记法：使用超声仪的描记功能键，操作者沿胃壁最外层（浆膜层）描记 1 周，超声屏幕上即可直接显示胃窦短轴面积（图 3-2-8）。

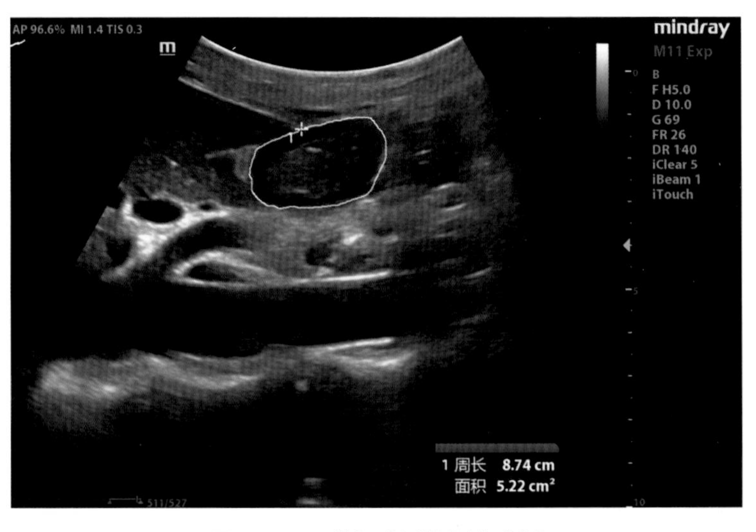

图 3-2-8 描记法测算胃窦 CSA

两种方法相关性较好，相较于描记法，双直径法仅需测量2条径线，测量简便，更适合初学者；描记法无需使用公式，计算简便。操作者可根据个人情况选择。

2. 操作注意事项 ①患者体位为右侧卧位；②胃窦面积随着胃蠕动变化，胃窦短轴切面测量时机为胃窦舒张和收缩之间；③测量时应至胃壁最外层（浆膜层）；④扫查时注意探头力度，用力按压可使胃腔变小，保持探头垂直于皮肤，保证获取切面为胃窦短轴切面，避免探头倾斜高估胃窦短轴面积。

四、床旁超声评估胃窦运动指数及其临床应用指导

超声评估胃窦运动指数（MI）可以客观、准确地反映胃排空功能。食物进入胃腔后，胃通过紧张性收缩和蠕动使胃液进入食物内部，并将食物不断推向幽门，控制性进入十二指肠。胃在非消化期只有一定的紧张性而无明显运动，进入消化期后才有明显的运动。胃的蠕动频率为2～3次/min。胃窦为远端胃，具有较强的节律性收缩。胃窦收缩和舒张运动在超声下通常可清晰显示（扫码看视频）。

超声下胃窦的收缩和舒张运动

（一）超声评估 MI 的操作方法

MI＝胃窦收缩频率（antral contraction frequency，ACF）×胃窦收缩幅度（antral contraction amplitude，ACA）。操作者连续记录充盈后 6 min 内胃窦收缩次数，并记录每 2 min 胃窦收缩次数，取其平均值即为 ACF。操作者连续测量 6 min 内的 3 个运动周期内的胃窦最大舒张面积（$S_{舒张}$）、胃窦最小收缩面积（$S_{收缩}$），计算每个运动周期的胃窦面积变化＝$S_{舒张}-S_{收缩}$，取 3 次胃窦面积变化的平均值为 $\triangle S$，即可得出 $ACA=\triangle S/S_{舒张}$。

具体操作方法：患者取右侧卧位，操作者首先获取标准的胃窦短轴切面，冻结图像，测量此时的基础胃窦面积，记录并保存。然后向患者胃腔注入 300 mL 温水，利用超声仪的录像功能，记录、保存充盈后 6 min 内的胃窦运动状态，计算 ACF。保存录像中 $S_{舒张}$、$S_{收缩}$时的图像，即可测量 $S_{舒张}$和胃窦面积变化，并计算 $\triangle S$。

（二）操作注意事项

①测量胃窦面积变化应取舒张时的最大面积，收缩时的最小面积；②扫查时注意探头力度，用力按压可使胃腔变小，保持探头垂直于皮肤，保证获取切面为胃窦短轴切面，以防探头倾斜高估胃窦短轴面积；③当胃残余量较多，存在误吸风险时，已经说明患者胃排空功能较差，不建议此时再测量胃窦运动指数。

第三节　床旁超声定性评估胃内容物

患者进食不同性状的食物后，在超声下表现为不同强度的回声，基于此，床旁超声可以快速评估胃内容物的性质。超声对不同种类胃内容物的定性评估见表3-3-1。空腹时，胃窦平坦未扩张，且胃窦区前后壁并列，胃窦肌层及其空腔无论在仰卧位还是右侧卧位均呈圆形或椭圆形，类似于“牛眼征”（图3-3-1），中心的强回声为胃内气体、内容物及黏液，外周低回声带代表正常胃壁回声。当胃内存在清亮液体时（如胃液、水、苹果汁等），胃窦扩张变圆，同时可见低回声液体内容物，呈低回声或无回声（图3-3-2），随着体积的增加，腔变为圆形，胃壁变薄。当患者进食如米汤或浓度较大的液体时，可观察到胃腔内乳糜颗粒等固态物质悬浮，呈“星夜征”（图3-3-3）。进食固态食物时，由于咀嚼的过程中食团混合空气形成典型的“磨玻璃样”的高回声（图3-3-4）。

表3-3-1　基于胃窦超声对不同种类胃内容物的定性评估

观察指标	空胃	清水	牛奶或浓稠液体	固态食物
胃窦性状	扁平、塌陷或圆形	膨胀的圆形	膨胀的圆形	膨胀的圆形
胃壁	厚，固有肌层明显	薄	薄	薄
胃内容物	无或低回声，“牛眼征”	低回声或无回声	高回声，“星夜征”	高回声，“磨玻璃征”
蠕动情况	无	可见，通常较快	可见	可见，通常较慢

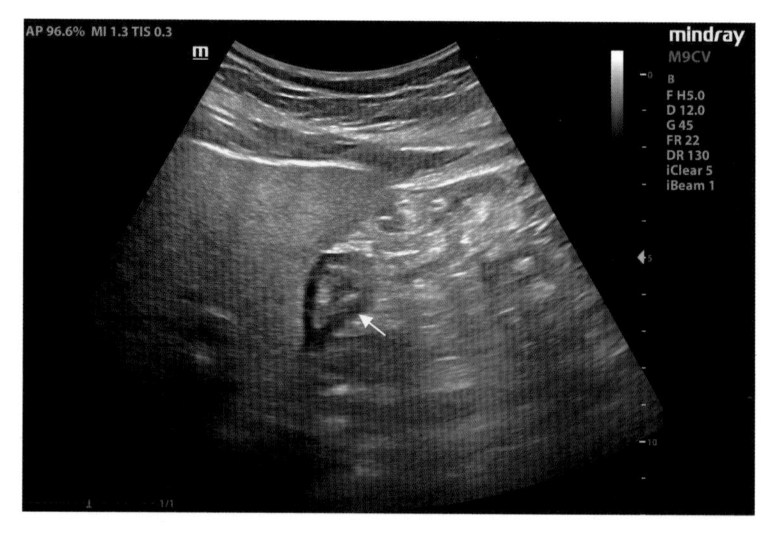

图3-3-1　空胃状态“牛眼征”

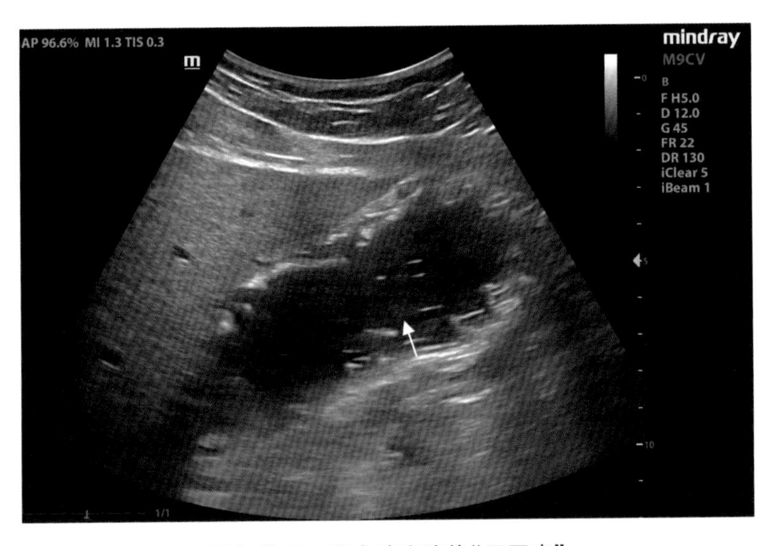

图 3-3-2　胃内清亮液体“无回声”

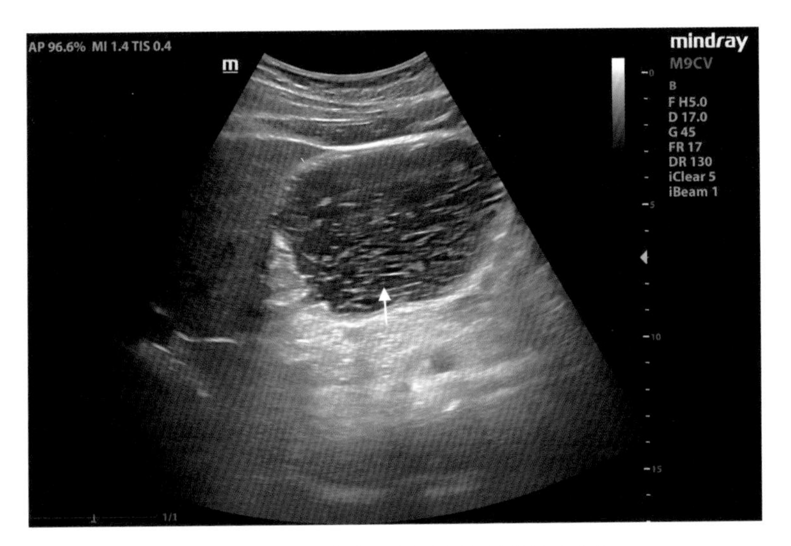

图 3-3-3　胃内米汤样或混悬液“星夜征”

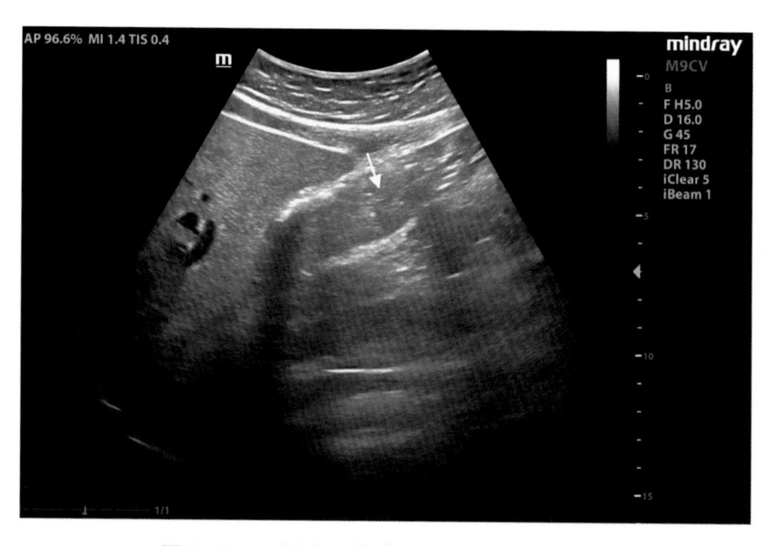

图 3-3-4　胃内固体食物“磨玻璃样”高回声

第四节　床旁超声评估胃内容物的临床应用指导

一、超声评估 GRV 指导肠内营养实施

肠内营养不耐受是危重患者胃肠运动功能障碍最具代表性的临床表现之一，在 ICU 患者中的发生率为 2% ~ 75%。高水平 GRV（GRV>喂养量 50%）是肠内营养不耐受的原因，是上消化道喂养不耐受的早期标志，与院内获得性肺炎、ICU 病死率密切相关。我国专家共识推荐，当胃残余量≥250 mL，需尽早启动干预治疗。建议 ICU 护士制定 GRV 监测与处理规范流程（图 3-4-1），同时采用肠内营养耐受性评分表（表 3-4-1），每 4 ~ 6 h 床旁超声监测胃残余量，结合患者的临床症状，如腹痛/腹胀、恶心/呕吐、腹泻，评估患者喂养不耐受情况，遵医嘱进行针对性处理。

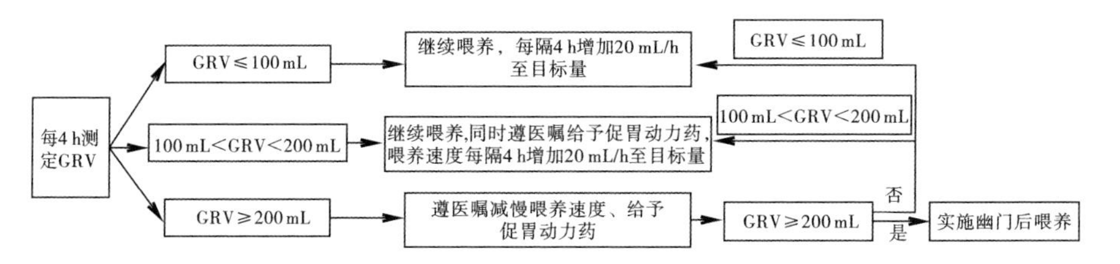

图 3-4-1　GRV 监测与处理流程

表 3-4-1　肠内营养耐受性评分

项目	0 分	1 分	2 分	5 分
腹痛/腹胀	无	轻度	感觉明显,会自行缓解或腹内压 15 ~ 20 mmHg	严重腹胀/腹痛感,无法自行缓解或腹内压>20 mmHg
恶心/呕吐	无	有轻微恶心,无呕吐	恶心呕吐,但不需要胃肠减压或 GRV>250 mL	呕吐,需要胃肠减压或 GRV>500 mL
腹泻	无	稀便 3 ~ 5 次/d,量<500 mL	稀便>5 次/d,且量 500 ~ 1 500 mL	稀便 5 次/d,且量>1 500 mL

注:0 ~ 2 分——继续肠内营养,维持原速度,对症治疗。

3 ~ 4 分——继续肠内营养,减慢速度,2 h 后重新评估。

≥5 分——暂停肠内营养,重新评估或更换输入途径。

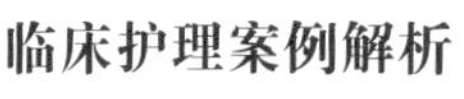

临床护理案例解析

(一)病例摘要

患者,男性,70 岁。外伤后意识障碍 3 d,于 2023 年 8 月 10 日由下级医院转入我院神经 ICU 住院治疗。患者重型闭合性颅脑损伤,深昏迷,经口气管插管呼吸机通气治疗。

(二)护理问题

8 月 10 日 16∶00,患者入科 6 h,护士遵医嘱给予患者启动经鼻胃管肠内营养支持治疗,采用专用营养泵,以 20 mL/h 的初始速度泵入。肠内营养治疗期间，患者若无高水平 GRV 等不耐受并发症，喂养速度每隔 4 h 增加 20 mL/h，直至 80 mL/h。

(三)床旁超声评估

护士根据流程(图 3-4-1)应用床旁超声每 4 h 评估一次 GRV。开始启动至 8 月 11 日 08：00 期间，测得 GRV 均处于低水平(GRV<喂养量 20%)，逐渐增加喂养速度至 80 mL/h。8 月 11 日 08：00，床旁超声测得患者 GRV 为 170 mL(图 3-4-2)，约为喂养量的 53.12%，出现高水平 GRV 问题。

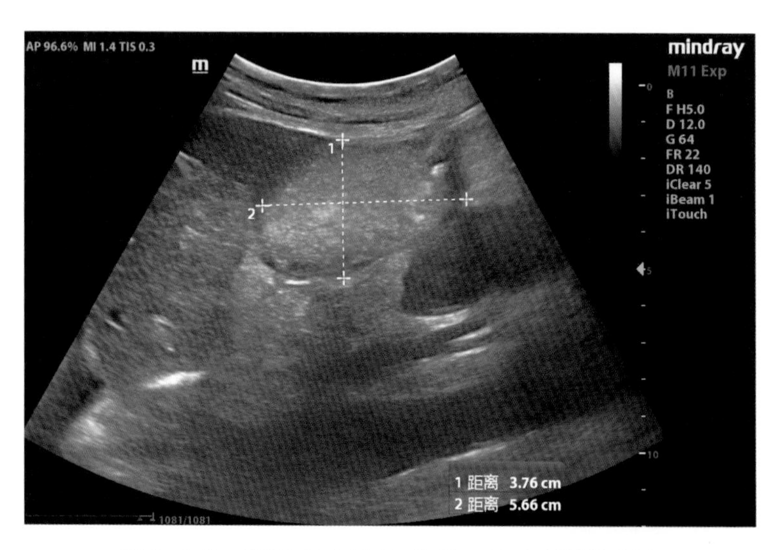

图 3-4-2 2023 年 8 月 11 日 08：00 患者胃窦 CSA

(四)处理措施

责任护士将床旁超声监测 GRV 结果告知医生，遵医嘱立即给予患者静脉推注甲氧氯普胺 20 mg，与医生讨论，继续按照 80 mL/h 的速度泵入。4 h 后，护士再次评估 GRV 为 110 mL(约为喂养量的 34.37%)(图 3-4-3)，告知医生，按照原速度继续泵入，后监测患者 GRV 下降，且无腹泻、腹胀、呕吐。

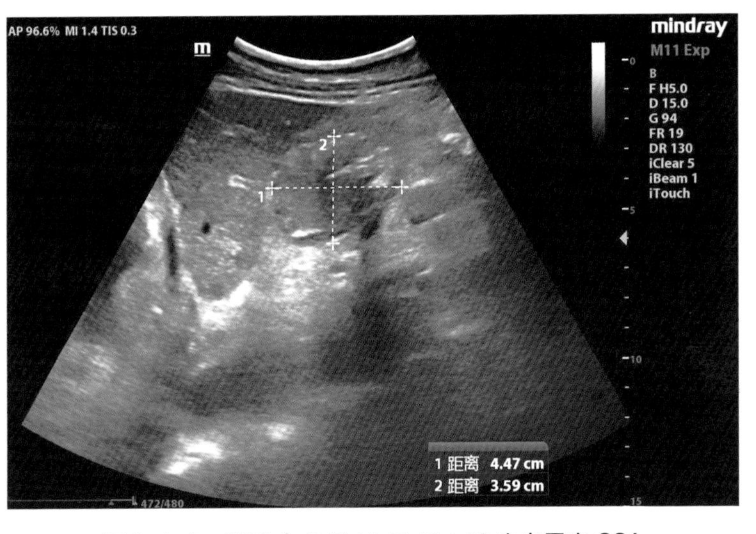

图 3-4-3　2023 年 8 月 11 日 12：00 患者胃窦 CSA

（五）分析与讨论

1. 该患者为什么需要监测 GRV？

ICU 患者均无需常规监测 GRV，但高误吸风险患者除外。经评估，本病例患者存在误吸高风险：患者存在意识障碍、吞咽功能障碍、气管插管、声门关闭不全，有多重误吸高危因素。国内外指南或共识均指出，高误吸风险危重患者需每 4 h 评估一次 GRV，监测喂养不耐受，早期预防反流、误吸的发生。

2. 如何根据 GRV 制定护理措施？

准确评估干预时机，即若 GRV > 喂养量 50%，表明患者存在高水平 GRV，患者胃排空功能较差。告知医生，并根据医嘱采用相应的处理措施，本案例中为应用促胃动力药物，同时继续原速度泵入，然后根据患者 GRV 变化趋势，且腹胀、腹泻等胃肠道症状发生情况，采取下一步的处理措施。

二、MI 指导调整肠内营养速度

MI 也可用于评价胃的排空功能，目前临床上多将 MI 用于指导调整肠内营养液泵入速度，进而为患者实施个性化的肠内营养方案。当 MI < 0.4 时，EN 速率设置为 20 ~ 30 mL/h；当 0.4 ≤ MI < 0.8 时，EN 速率设置为 40 ~ 60 mL/h；当 MI ≥ 0.8 时，EN 速率设置为 ≥ 70 mL/h。根据患者耐受性情况，将速度逐步提升至目标速度。

临床护理案例解析

护士应用床旁超声评估 MI 指导肠内营养速度的调整。

(一)病例摘要

患者,男性,38 岁。车祸伤后头痛 2 d,意识障碍 1 d。患者在县级医院治疗期间症状逐渐加重,出现意识障碍,呼之不应,肢体活动较前减少,复查头部 CT 脑出血较前增多,于 2021 年 9 月 16 日 17∶00,以“闭合性颅脑损伤重症、脑出血、头面部软组织擦伤”急诊收治于神经 ICU。患者经口气管插管,呼吸机辅助通气,留置胃管、尿管。

(二)护理问题

患者出现胃排空障碍:护士遵医嘱为患者鼻饲持续泵入肠内营养液(佳维体),监测患者胃排空功能,主要监测指标为 GRV。肠内营养实施第 5 天 00∶00,患者出现胃排空功能障碍:泵入速度为 100 mL/h,床旁超声测得患者 GRV 为 240 mL,出现高水平 GRV。告知医生,医生开具医嘱:静脉注射甲氧氯普胺 10 mg,暂停肠内营养液泵入。针对此措施,护士存在疑问,进一步采取精细化评估,了解患者胃蠕动功能。

(三)床旁超声指导精细化护理评估

护士应用床旁超声评估患者 MI,记录每 2 min 的胃窦面积变化和收缩次数,分别测得 3 个 2 min 的胃窦舒张期面积和收缩期面积(图 3-4-4 ~ 图 3-4-6),胃窦收缩次数分别为 4 次、3 次、2 次,根据公式得出患者 MI 为 0.771,介于 0.4 ~ 0.8 范围内。

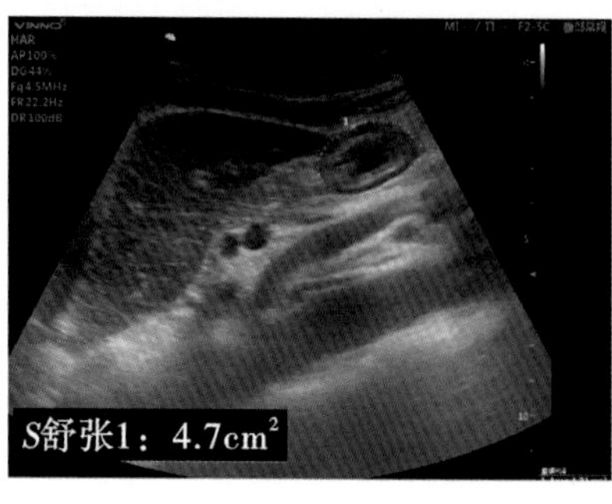

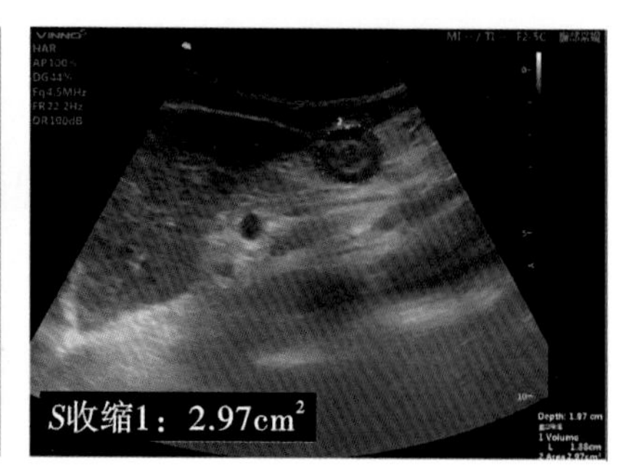

图 3-4-4　第 1 个 2 min 的胃窦舒张面积和收缩面积

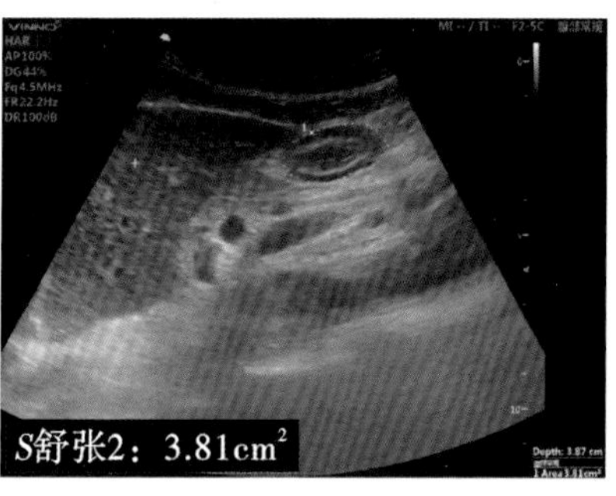

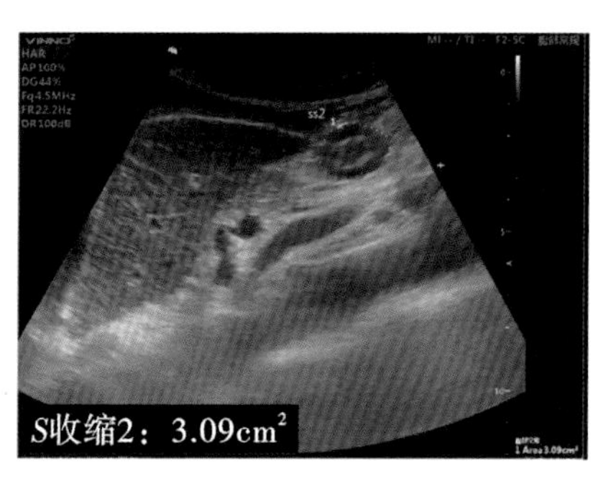

图 3-4-5　第 2 个 2 min 的胃窦舒张面积和收缩面积

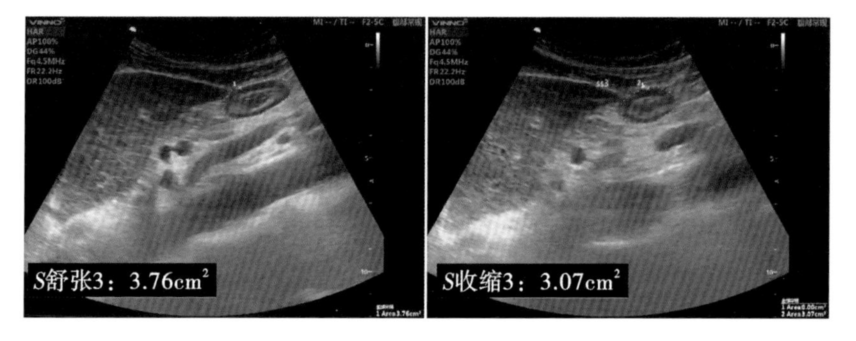

图 3-4-6　第 3 个 2 min 的胃窦舒张面积和收缩面积

(四)分析与讨论

护士将评估结果告知医生，经医护讨论后，制定处理措施：静脉注射甲氧氯普胺 10 mg，患者肠内营养泵入速度调整为 40 mL/h。4 h 后，继续监测患者 GRV 为 32.53 mL。告知医生，维持原速度，按照流程(图 3-4-1)继续监测 GRV 喂养不耐受等并发症。

(五)专业点评

临床上，护士通常首选 GRV 评估患者的胃排空功能，当出现高水平 GRV 导致暂停肠内营养应用时，可进一步监测 MI，更为精细化评估患者胃蠕动功能，确保采取更为合理的处理措施。因而，建议临床护士遇到此类问题，可与医生沟通，联合 GRV 和 MI 评价胃的排空功能，以便更为准确地实施肠内营养。

三、胃内容物半定量评估辅助判断误吸风险

超声定性结合定量评估胃内容物，可帮助评价患者可能存在误吸的风险，以制定干预性措施，减少重症患者误吸的发生。目前胃窦超声已广泛应用于麻醉领域围术期患者胃内容物的评估，辅助判断反流误吸风险。重症患者在肠内营养支持治疗期间也容易发生误吸，可能进一步导致吸入性肺炎的发生。因此，有必要在启动肠内营养支持治疗前及治疗过程中进行误吸风险评估，尤其对吞咽功能障碍和有创机械通气治疗的患者。

超声定性与定量评估胃内容物预测误吸风险，通常参照 Perlas 等建立的胃窦三级分级法（表 3-4-2）。当处于 1 级或 2 级时，需进一步定量评估患者右侧卧位下 GRV，若 GRV < 1.5 mL/kg，预示低误吸风险；若 GRV > 1.5 mL/kg，预示高误吸风险。

表 3-4-2　误吸风险的超声半定量评估

风险等级	胃内容物	超声征象	意义
0 级	无	“牛眼征”	低误吸风险
1 级	少量液体（右侧卧位可见）	低回声或高回声或“星夜征”	75% 预示 GRV<100 mL
2 级	大量液体（右侧卧位和仰卧位均可见）	低回声或高回声或“星夜征”	75% 预示 GRV>100 mL
3 级	固体	“磨玻璃征”	高误吸风险

【临床应用说明】

误吸风险的半定量评估主要用于临床医师快速评估误吸风险，在麻醉科应用较多。值得注意的是，GRV 小于或大于 1.5 mL/kg 能否作为病房肠内营养患者误吸风险的评价指标值得进一步研究。

四、辅助选择合适的肠内营养途径

护士应用床旁超声能够更为准确地评估患者的胃排空功能，对实施经鼻胃管喂养的重症患者，当出现以下临床情境时，可考虑为患者实施幽门后喂养，将经鼻胃管喂养更换为鼻肠管。

1. 当患者 GRV>250 mL，暂停 EN 2～8 h 后，继续按原方案进行喂养，若 4 h 后 GRV 仍>250 mL，则应按喂养不耐受处理，采取幽门后喂养；或结合 MI 重新评估，并应用促胃动力药物后调整营养液泵入速度，若 4 h 后 GRV 仍>250 mL，更换为幽门后喂养。

2. 患者肠内营养耐受性评分≥5 分，出现严重喂养不耐受，或使用促胃动力药 24～48 h 后喂养不耐受症状仍然存在，可考虑更换为幽门后喂养。

3. 对吞咽功能障碍、有创机械通气、俯卧位通气治疗等误吸风险较高的患者，可运用床旁超声定性、定量评估胃内容物辅助判断患者误吸风险，当患者存在高误吸风险时，采用幽门后喂养途径等。也有专家共识指出，MI 联合误吸风险评估也可用于指导肠内营养途径的选择，如患者存在高误吸风险且 MI<0.4，则考虑为患者选择幽门后喂养，置入鼻肠管。

第五节　床旁超声引导鼻肠管置入技术

鼻肠管是一种由鼻腔插入，经咽部、食管、胃，置入十二指肠或空肠，用于肠内营养输注的管道。鼻肠管是喂养不耐受或高误吸风险患者行幽门后喂养的主要途径，管路需经鼻、食管、胃到达十二指肠或空肠，置入路径相对复杂。导管行进路径不可视，无法有效判断管路在消化道内的位置是鼻肠管置入操作的难点。临床护士亟需简单、准确的导管置入引导与定位方法，来有效提升置管效率，缩短患者肠内营养启动等待时间，安全、尽早地启动幽门后喂养。目前，临床采用的鼻肠管尖端定位方法主要为盲插法、重症护理超声技术、电磁导航定位法，腹部 X 射线平片是金标准。与盲插相比，重症护理超声技术因可视、实时、便捷、无创等优势被逐渐推广应用于营养管置入，可明显提升置管成功率，缩短置管时间。但此方法技术依赖性强，置管者需具备获取标准化超声图像以及准确判读导管超声征象的能力。

一、适应证与禁忌证

(一)适应证

1. 经胃喂养不耐受且应用促胃动力药效果不佳的患者。
2. 经胃喂养禁忌的患者,如急性胰腺炎患者等。
3. 有高误吸风险的患者,如俯卧位患者等。

(二)禁忌证

1. 近期消化道手术者。
2. 气管食管瘘者。
3. 颅底骨折者。
4. 消化道出血者或有出血倾向者。
5. 肠道吸收障碍者。
6. 肠梗阻者。
7. 急腹症者。
8. 其他胃肠道结构改变者等。

二、操作前准备

(一)操作人员准备

1. 操作前应评估患者的意识状态、病情、吞咽功能、口鼻腔情况、胃肠功能及配合程度。

2. 置管前应与患者和(或)家属沟通,确认已知情同意。

3. 需2名接受过专门超声培训的临床护士,其中1名护士负责床旁超声操作,另外1名护士负责放置鼻肠管,在超声判断鼻肠管位置时,2名护士共同确认超声征象。

(二)患者准备

1. 体位　鼻肠管由鼻腔通过食管至胃内,协助患者取床头抬高30°,头后仰位;然后协助患者转换右侧半坐卧位,使鼻肠管通过幽门进入十二指肠远端或空肠。

2. 胃肠道准备

(1)置入前禁食 6 ~8 h。

(2)置入前 30 min 遵医嘱给予患者促胃动力药物。

(3)胃肠腔内强回声气体或胃内容物影响超声图像质量时,可先进行胃肠减压或负压吸引。

(三)物品准备

超声仪器 1 台(配备线阵探头、凸阵探头)、耦合剂、螺旋式鼻肠管 1 根、20 mL 注射器 1 个、生理盐水、治疗巾、石蜡油、纱布及胶布、无菌手套。

三、置管方法

鼻肠管需经鼻、食管、胃到达十二指肠或空肠,其置入路径的关键环节包括通过食管、胃窦、幽门、十二指肠。因此,上述消化器官的切面是超声判断鼻肠管置入位置的重点。操作者需应用超声技术获取以下切面的标准图像:颈部食管切面、胃窦切面、胃窦-幽门-十二指肠球部切面、十二指肠水平部切面,清晰显示消化器官内的导管声影,确保应用超声技术可准确定位鼻肠管位置。

(一)颈部食管切面

获取颈部食管切面,通常依靠食管、气管和左侧颈动脉三者之间的位置关系。食管是前后扁平的肌性管状器官,颈部食管位于气管后方略偏左,左侧颈动脉位于气管左侧(图 3-5-1);从冠状面来看,超声下三者构成一个“倒三角”平面(图 3-5-2),即气管呈椭圆形、上方为新月形高回声气管软骨环,其左下方有一规则的圆形或椭圆形的结构为食管,最左侧具有搏动性的一规则的圆形结构为颈动脉。

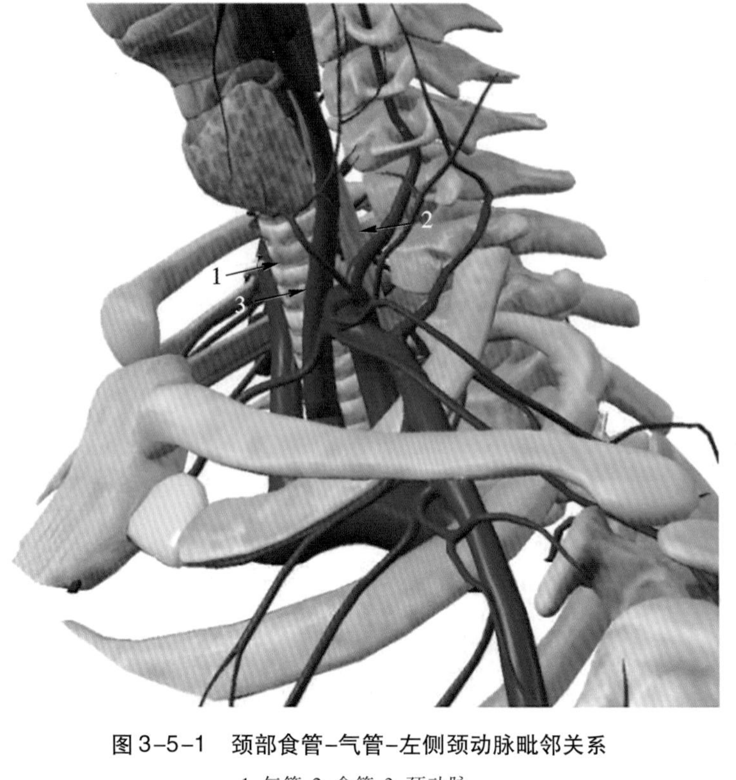

图 3-5-1　颈部食管-气管-左侧颈动脉毗邻关系

1. 气管;2. 食管;3. 颈动脉。

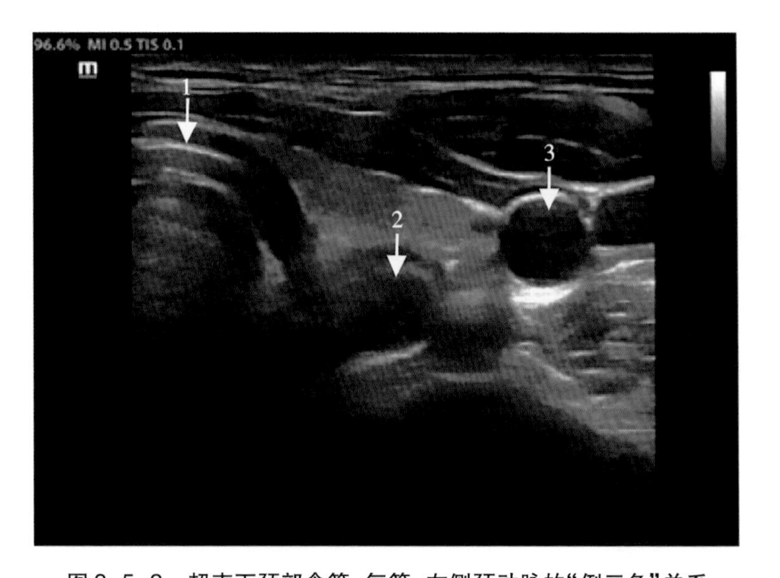

图 3-5-2　超声下颈部食管-气管-左侧颈动脉的“倒三角”关系

1. 气管;2. 食管;3. 颈动脉。

当鼻肠管置入 20 ~ 25 cm 时，选择超声线阵探头，将其横向放置于患者左侧甲状腺水平(图 3-5-3)，探头标志点朝向患者右侧，获取标准的食管超声切面(图 3-5-2)，可见胃管位于食管的征象：食管腔内有两条平行的高回声线(“双轨征”)(图 3-5-4)，探头旋转 90°进行纵向探查，显示食管腔内有“双轨征”(图 3-5-5)。导管声影不明显时，向鼻肠管内快速注入 10 mL 空气，可见食管内出现一高回声光束，继而迅速消失，即“食管充气征”(扫码看视频)。

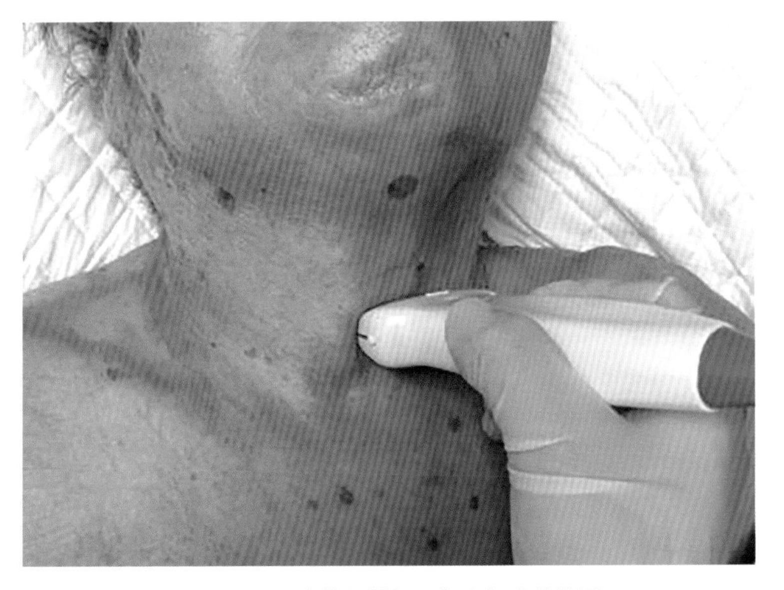

图 3-5-3 食管短轴切面超声探头的位置

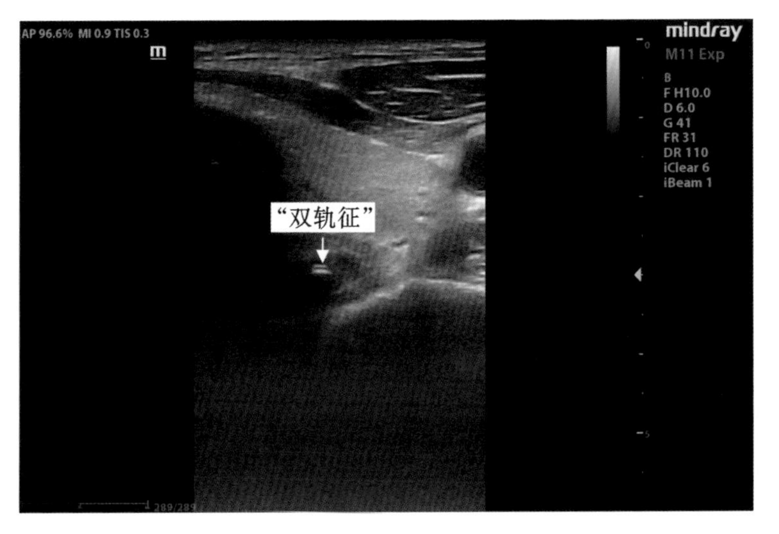

图 3-5-4 食管短轴切面鼻肠管“双轨征”声影

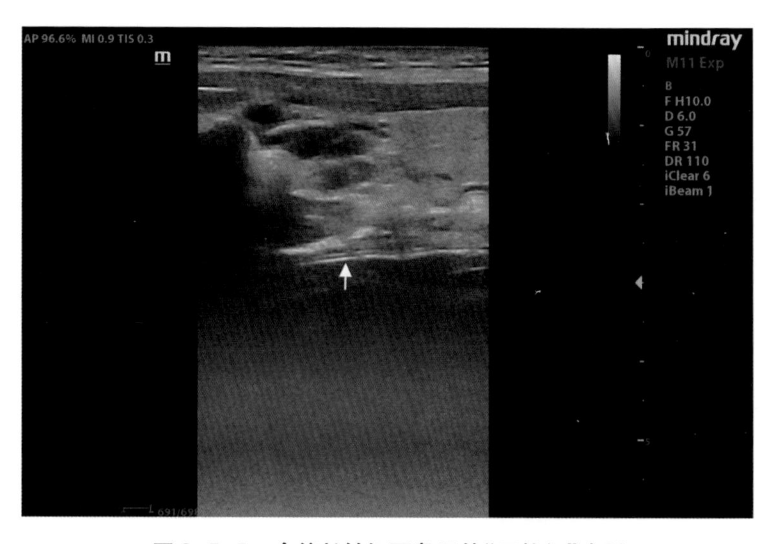

图 3-5-5　食管长轴切面鼻肠管“双轨征”声影

食管短轴切面的“食管充气征”

(二)胃窦长轴切面

通常在获取胃窦短轴切面后,逆时针旋转超声凸阵探头至腹部斜切角度(图 3-5-6)时,超声屏幕可见胃窦长轴切面(图 3-5-7),鼻肠管置入 50 ~ 60 cm 时,胃窦长轴切面内可见呈“线性强回声”的导管征象(图 3-5-8)。向肠管内快速注入 40 mL 温开水和 10 mL 空气,超声屏幕可见胃腔内导管开口处出现对比增强的回声,呈现“云雾征”(扫码看视频),证实导管尖端在胃窦部。

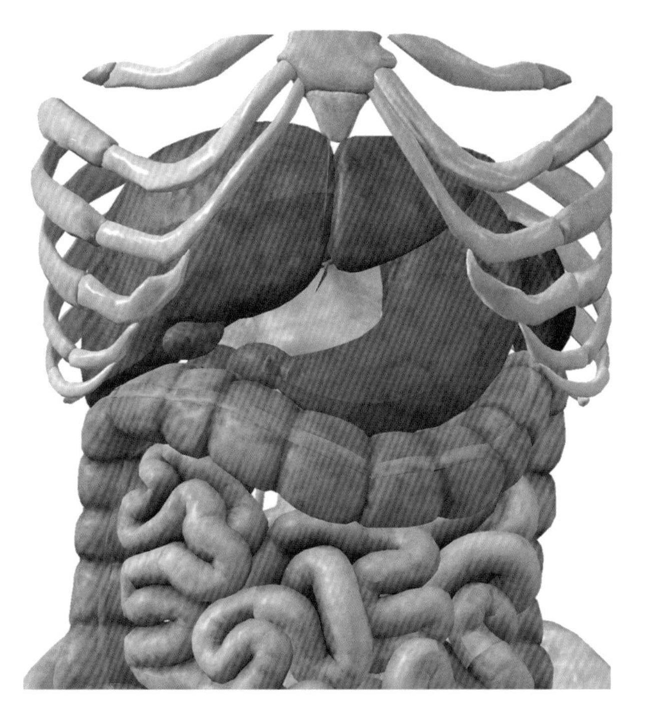

图 3-5-6　胃窦长轴切面的扫查位置

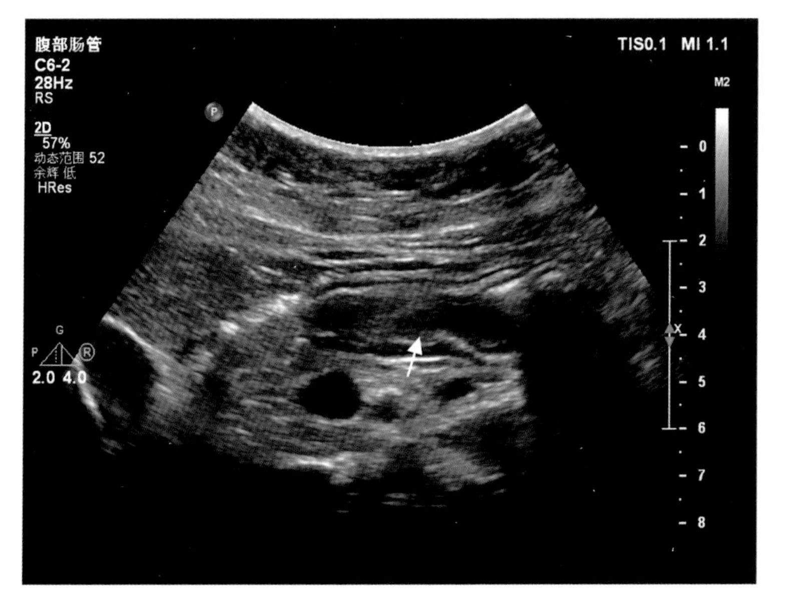

图 3-5-7　胃窦长轴切面

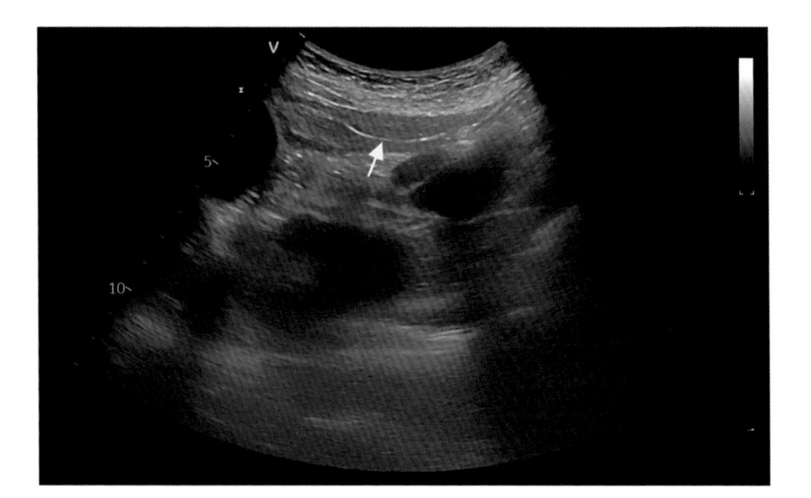

图 3-5-8　胃窦长轴切面内导管声影

胃窦长轴切面内导管“云雾征”

（三）胃窦-幽门-十二指肠球部切面

肠管置入 70 ~ 80 cm，将凸阵探头置于右锁骨中线与右肋弓下缘交点下方（图 3-5-9）进行扫查，标记点朝向右侧，采用滑或倾手法，超声屏幕可见胃窦-幽门-十二指肠球部切面（图 3-5-10）。切面内可见导管通过幽门进入十二指肠球部（扫码看视频），切面内显示导管“双轨征”征象（图 3-5-11）。

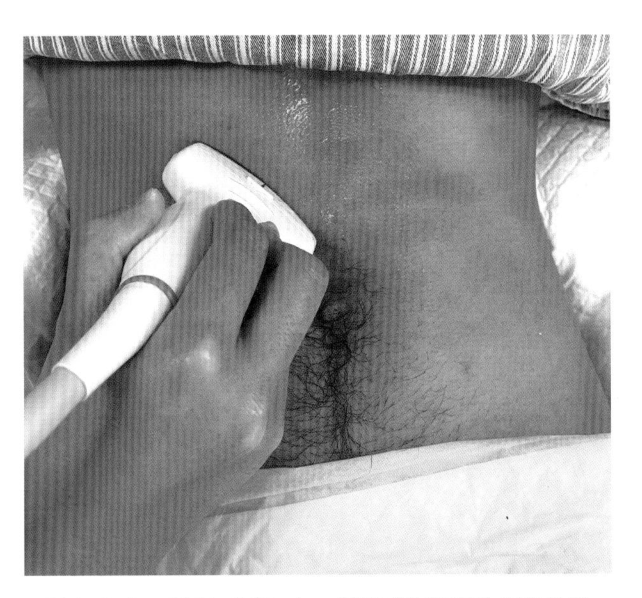

图 3-5-9　胃窦-幽门-十二指肠球部切面的扫查位置

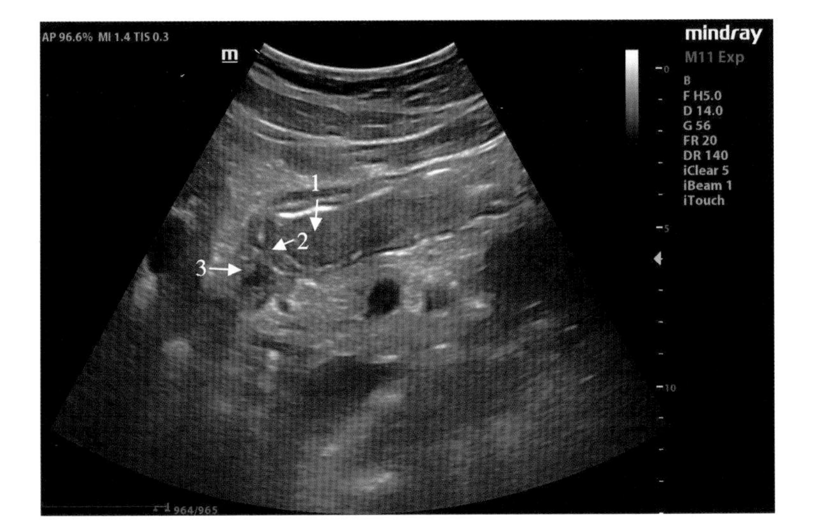

图 3-5-10　胃窦-幽门-十二指肠球部切面

1. 胃窦;2. 幽门孔;3. 十二指肠球部。

鼻肠管通过幽门进入十二指肠球部

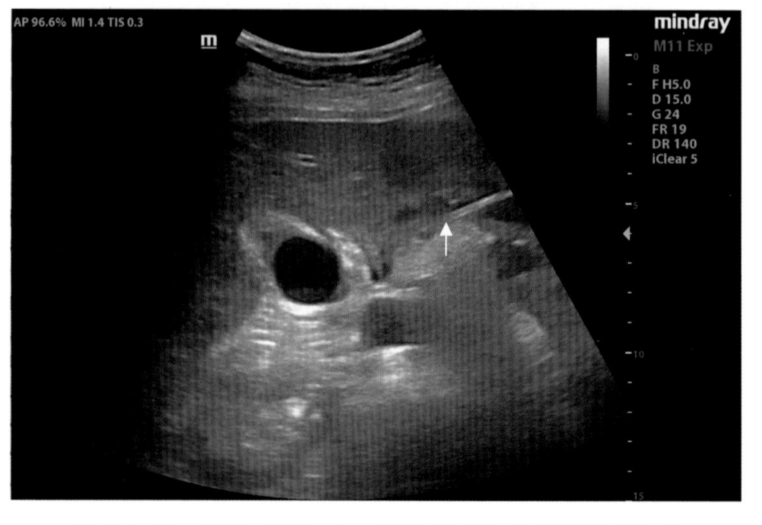

图 3-5-11 胃窦-幽门-十二指肠球部切面内导管“双轨征”

（四）十二指肠水平部切面

继续缓慢置入鼻肠管，将超声探头横向于脐区（肚脐以上区域）（图 3-5-12），获取十二指肠水平部切面，切面内可见肠系膜血管（肠系膜上静脉、肠系膜上动脉）、腹主动脉、下腔静脉，4 根血管构成“四眼征”。十二指肠水平部长轴切面走行于系膜血管和腹主动脉、下腔静脉之间（图 3-5-13），十二指肠水平部内部可见导管“双轨征”（图 3-5-14，扫码看视频），提示导管进入十二指肠水平部。此时经鼻肠管注水，有时可观察到与消化道走行一致的呈“大 C 型”一过性的强回声影像（扫码看视频）。遵医嘱继续置入鼻肠管，至相应的十二指肠或空肠位置，固定导管。等待床旁拍摄 X 射线片。

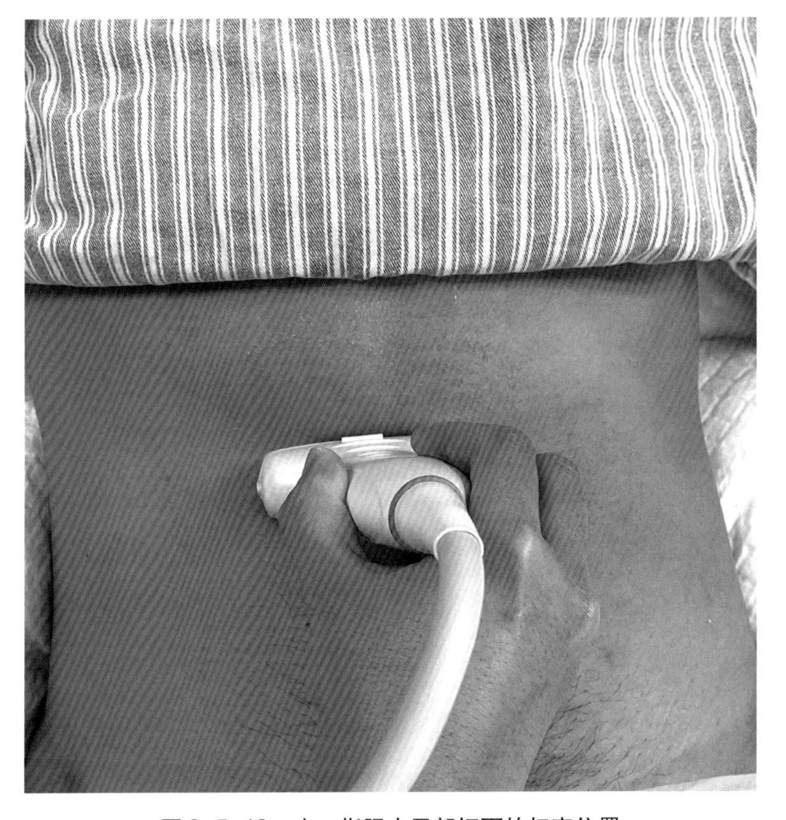

图 3-5-12　十二指肠水平部切面的扫查位置

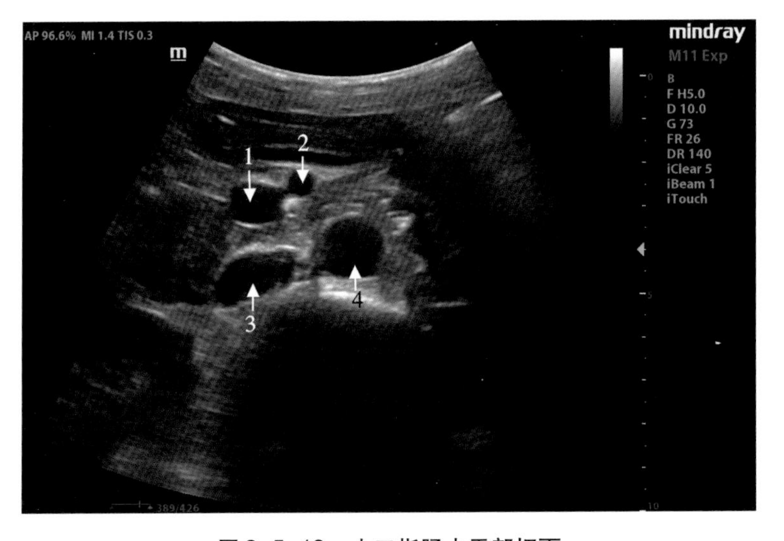

图 3-5-13　十二指肠水平部切面

1. 肠系膜上静脉；2. 肠系膜上动脉；3. 下腔静脉；4. 腹主动脉。

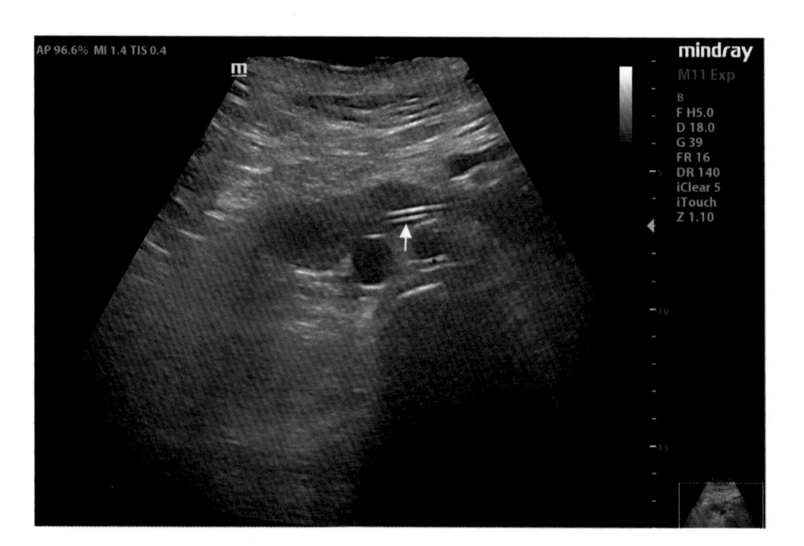

图 3-5-14　十二指肠水平部切面内导管“双轨征”

十二指肠水平部切面导管“双轨征”

超声下通过注水法初步判断鼻肠管置入成功

四、置管注意事项

1. 置管过程中观察患者生命体征变化，患者出现呛咳、血氧饱和度变化时立即拔出，休息后再行置管。

2. 胃或十二指肠内导管征象不明显时，可借助向鼻肠管内注水，观察“云雾征”的方法，判断是否在位。

3. 置管过程中可能会遇到鼻肠管在胃内折返(扫码看视频),或通过幽门后折返到胃内(扫码看视频)。

鼻肠管在胃内折返

注水法判断鼻肠管通过
幽门后折返到胃内

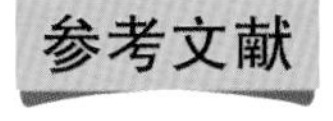

参考文献

[1]孙仁华,江荣林,黄曼,等. 重症患者早期肠内营养临床实践专家共识[J]. 中华危重病急救医学,2018,30(8):715-721.

[2]亚洲急危重症协会中国腹腔重症协作组. 重症病人胃肠功能障碍肠内营养专家共识(2021 版)[J]. 中华消化外科杂志,2021,20(11):1123-1136.

[3] PERLAS A, ARZOLA C, VAN DE PUTTE P. Point - of - care gastric ultrasound and aspiration risk assessment: a narrative review[J]. Can J Anaesth,2018,65(4):437-448.

[4]SHARMA V,GUDIVADA D,GUERET R,et al. Ultrasound-Assessed Gastric Antral Area Correlates With Aspirated Tube Feed Volume in Enterally Fed Critically Ill Patients[J]. Nutr Clin Pract,2017,32(2):206-211.

[5]PERLAS A,MITSAKAKIS N,LIU L,et al. Validation of a mathematical model for ultrasound assessment of gastric volume by gastroscopic Examination[J]. Anesth Analg,2013,116:357-63.

[6] VAN DE PUTTE P, PERLAS A. Ultrasound assessment of gastric content and volume[J]. Br J Anaesth, 2014, 113(1): 12-22.

[7] BLASER AR, STARKOPF J, KIRSIMÄGI Ü, et al. Definition, prevalence, and outcome of feeding intolerance in intensive care: a systematic review and meta-analysis[J]. Acta Anaesthesiol Scand, 2014, 58(8): 914-922.

[8] 米元元,黄培培,董江,等. 危重症患者肠内营养不耐受预防及管理的最佳证据总结[J]. 中华护理杂志,2019,54(12):1868-1876.

[9] MENTEC H, DUPONT H, BOCCHETTI M, et al. Upper digestive intolerance during enteral nutrition in critically ill patients: frequency, risk factors, and complications[J]. Crit Care Med, 2001, 29(10): 1955-1961.

[10] 中华护理学会.《成人肠内营养支持的护理》团体标准[EB/OL]. (2021-02-01) http://hltb.kxj.org.cn/index/tuanti/standard.html?team_standard_id=26.

[11] LIU Y, GAO YK, YAO L, et al. Modified B-ultrasound method for measurement of antral section only to assess gastric function and guide enteral nutrition in critically ill patients[J]. World J Gastroenterol, 2017, 23(28): 5229-5236.

[12] 中国研究型医院学会危重医学专业委员会,中国研究型医院学会危重医学专委会护理研究学组,金歌,等. 基于循证的成人床旁超声护理专家共识[J]. 中华危重病急救医学,2020,32(09):1029-1039.

[13] 曹岚,张丽娜,王小亭,等. 重症护理超声专家共识[J]. 中华现代护理杂志,2020,26(33):4577-4590.

[14] 刘芳,龚立超,魏京旭,等. 成人重症患者经鼻肠管喂养的护理实践总结[J]. 中华现代护理杂志,2021,27(15):1973-1979.

[15] 中国医药教育协会超声专委会胃肠超声学组. 中国胃充盈超声检查专家共识[J]. 肿瘤预防与治疗,2020,33(11):817-827.

[16] 尹万红,王小亭,刘大为,等. 重症超声临床应用技术规范[J]. 中华内科杂志,2018,5.

第四章

心脏超声筛查与评估

第一节　心脏超声基础

一、心脏的解剖基础

心脏位于胸腔中部偏左，在左右两肺之间，形状像桃子，大小如本人拳头，如图 4-1-1 所示。心脏的外形及体表投影见图 4-1-2，心脏的结构见图 4-1-3。

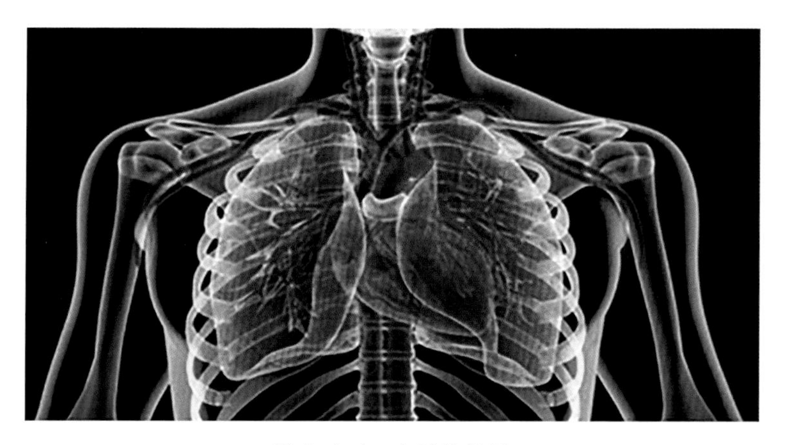

图 4-1-1　心脏的位置

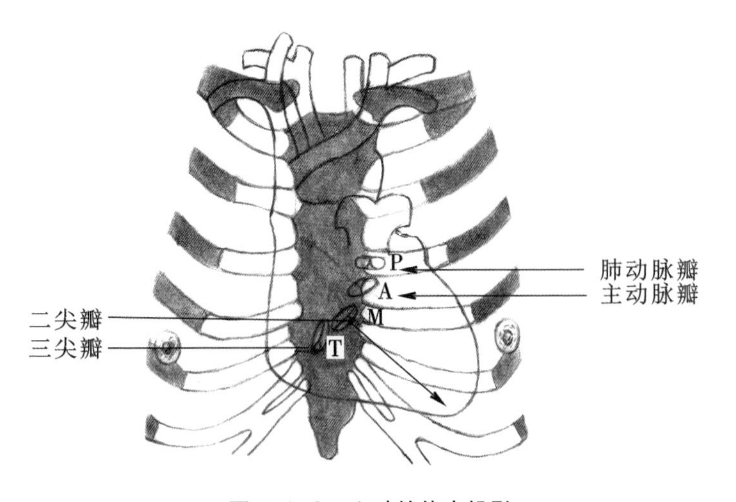

图 4-1-2　心脏的体表投影

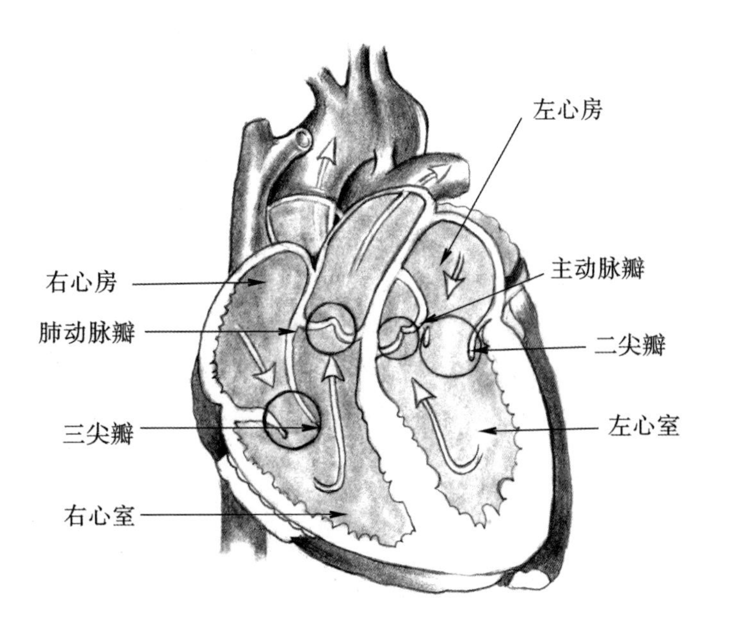

图 4-1-3　心脏的结构

二、常用的经胸心脏超声切面

(一)心脏超声声窗的选择

1. 胸骨旁(C1)切面　探头置于胸骨左缘第 3 ~ 4 肋间,超声声束指向脊柱。

2. 心尖(C2)切面　探头置于胸骨左缘第 5 ~ 6 肋间(心尖搏动最强处),超声声束指向右肩。

3. 剑突下(C3)切面　探头置于剑突下,超声声束指向左肩。

4. 胸骨上窝(C4)切面　探头置于胸骨上切迹处,超声声束朝向胸骨背面。

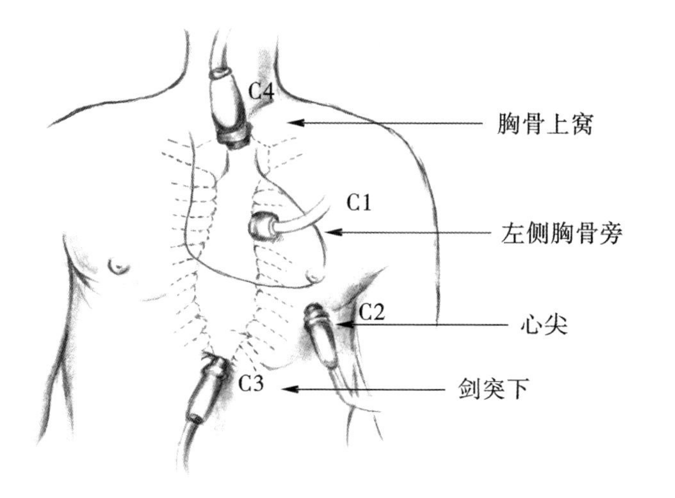

图 4-1-4　心脏超声声窗位置

(二)患者的体位

取仰卧位或左侧卧位检查。由于左侧卧位可使心脏更靠近胸壁,可提高胸骨旁切面和心尖切面的成像质量,若患者病情允许,建议行左侧卧位检查。

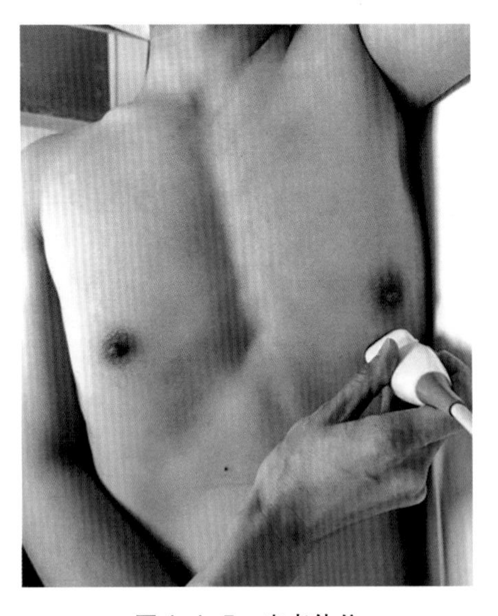

图 4-1-5　患者体位

（三）探头类型

相控阵探头：体积小，可在肋间扫描。

凸阵探头：用于剑突下切面，下腔静脉评估。

（四）操作设置

心脏超声模式下，扫描标记点在屏幕右侧，如图 4-1-6 所示，区别于其他探头图像。

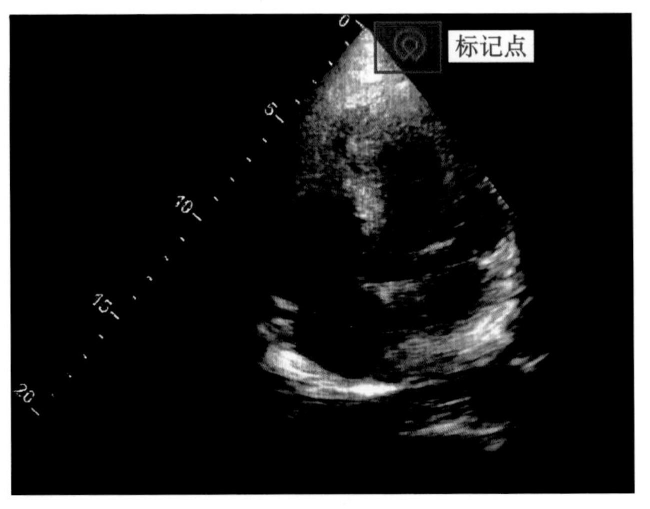

图 4-1-6　心脏超声图像标记点位置

（五）心脏超声的常规平面

1. 胸骨旁长轴切面

（1）切面的获取方法：C1 声窗，探头置于胸骨左缘第 3～4 肋间，探头标记点朝向患者右肩，10 点钟方向，如图 4-1-7 所示。

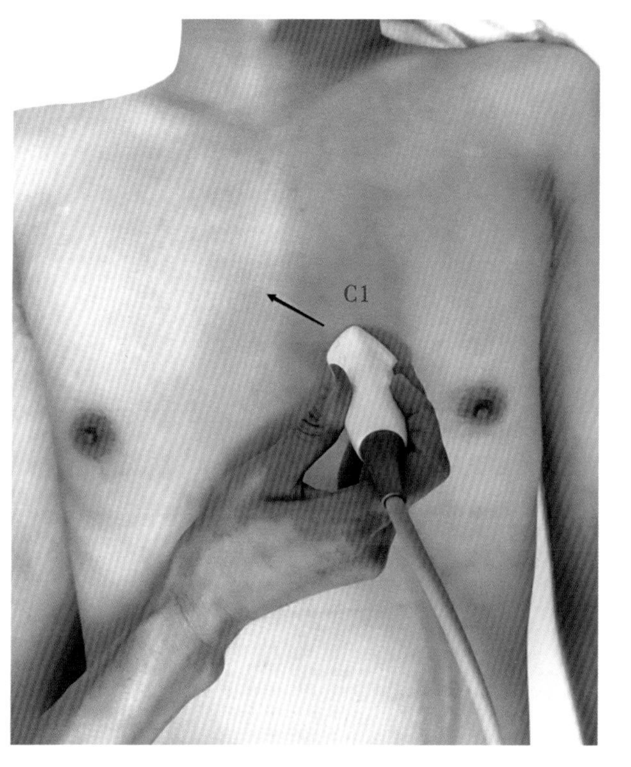

图 4-1-7　胸骨旁长轴切面探头位置

（2）切面的结构：可观察到左心房、左心室、室间隔、右心室、二尖瓣、主动脉瓣（图 4-1-8，扫码看视频）。

（3）临床意义：①检查心肌节段的运动状态，评估心脏的整体活动情况。②评估二尖瓣膜及主动脉瓣膜的结构及功能有无异常。③使用 C 模式（彩色血流多普勒），评估反流情况。

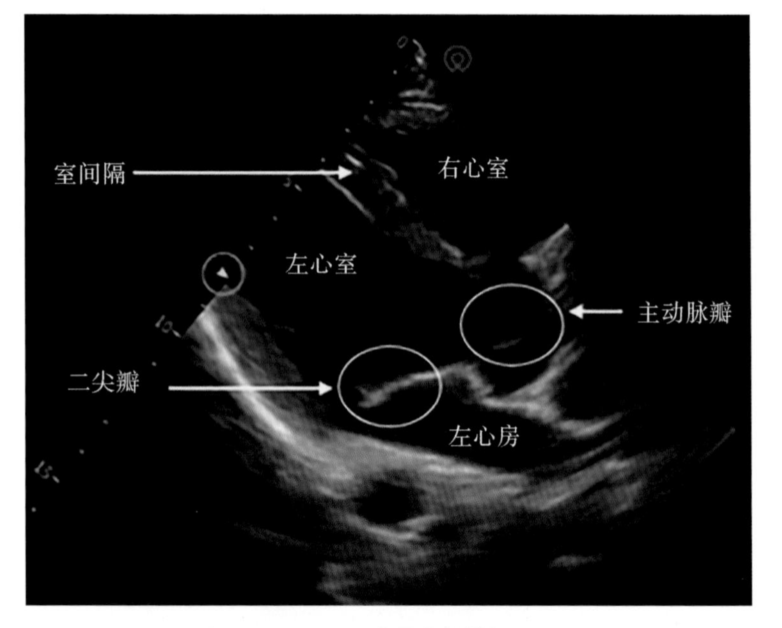

图 4-1-8　胸骨旁长轴切面

胸骨旁长轴切面

2. 胸骨旁短轴切面(左室乳头肌水平)

(1)切面的获取方法:C1 声窗,在获取左心室长轴切面的基础上,将探头顺时针旋转 90°,标记点朝向左肩,2 点钟方向,如图 4-1-9 所示。

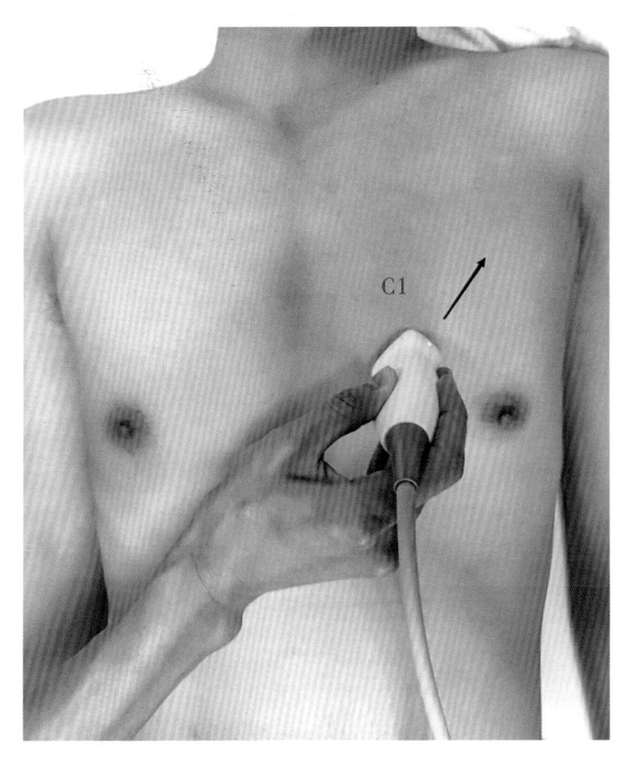

图 4-1-9　胸骨旁短轴切面探头位置

(2)切面的结构:呈现“甜甜圈征”,可见左心室内前乳头肌、后乳头肌(图 4-1-10,扫码看视频)。

(3)临床意义:评估血流状态,使用“目测法”估算射血分数。

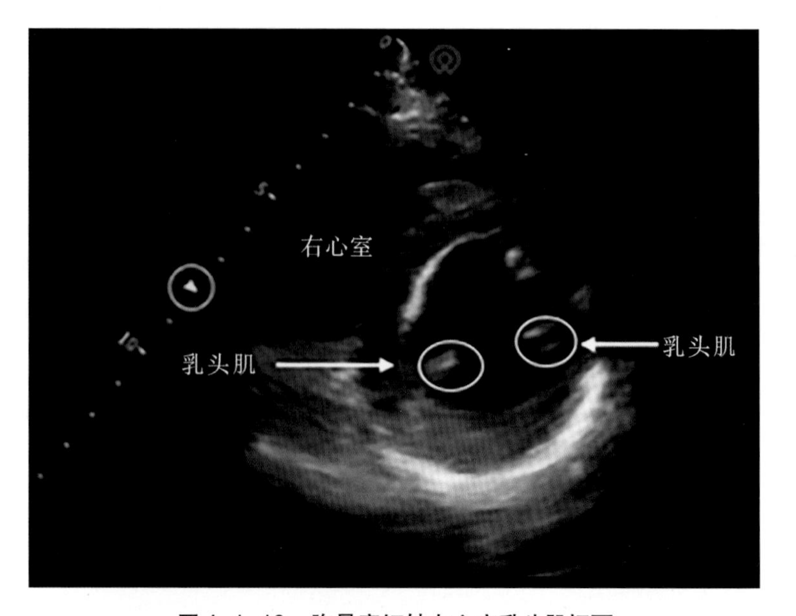

图 4-1-10　胸骨旁短轴左心室乳头肌切面

胸骨旁短轴左心室乳头肌切面

3. 心尖四腔心切面

(1)切面的获取方法:C2 声窗,探头置于胸骨左缘第 5 ~6 肋间(心尖搏动最强处),超声声束指向右肩,标记点旋转至 3 点钟方向,如图 4-1-11 所示。

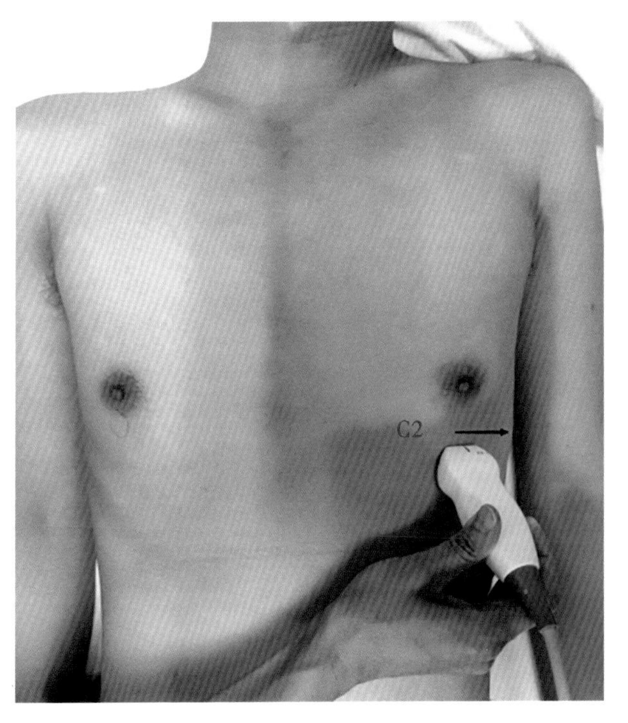

图 4-1-11　心尖四腔心切面探头位置

(2)切面的结构:观察到心尖、左心室、左心房、右心室、右心房、室间隔、二尖瓣、三尖瓣(图 4-1-12,扫码看视频)。

(3)临床意义:①观察心脏的整体收缩功能。②观察心脏的充盈状态,评估血流动力学。③观察各阶段心壁有无异常活动。④观察各瓣膜结构及功能有无异常,评估反流情况。⑤评估射血分数,评价右心室功能。

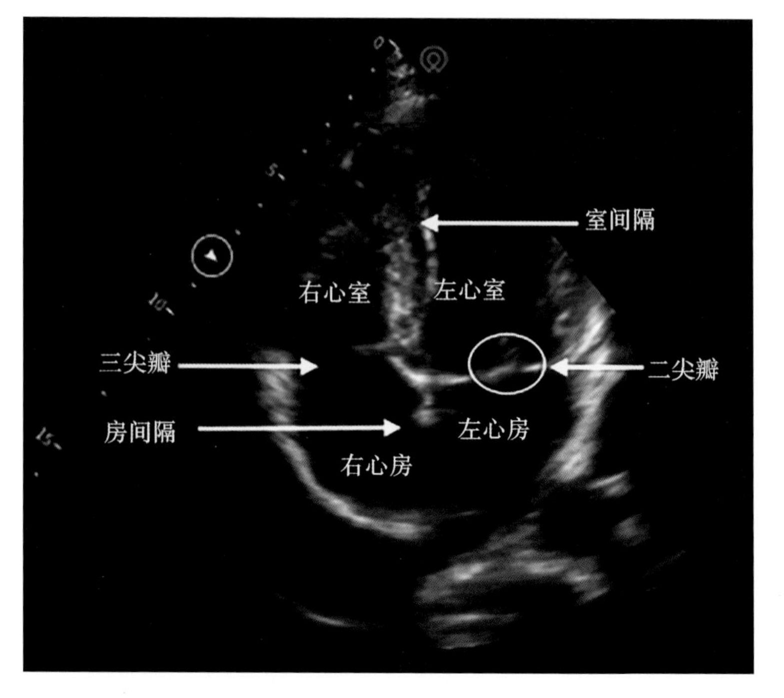

图 4-1-12　心尖四腔心切面

心尖四腔心切面

4. 剑突下四腔心切面

（1）切面的获取方法：C3 声窗，探头置于剑突下，超声声束朝向左肩，探头标记点在 3 点钟方向（图 4-1-13）。

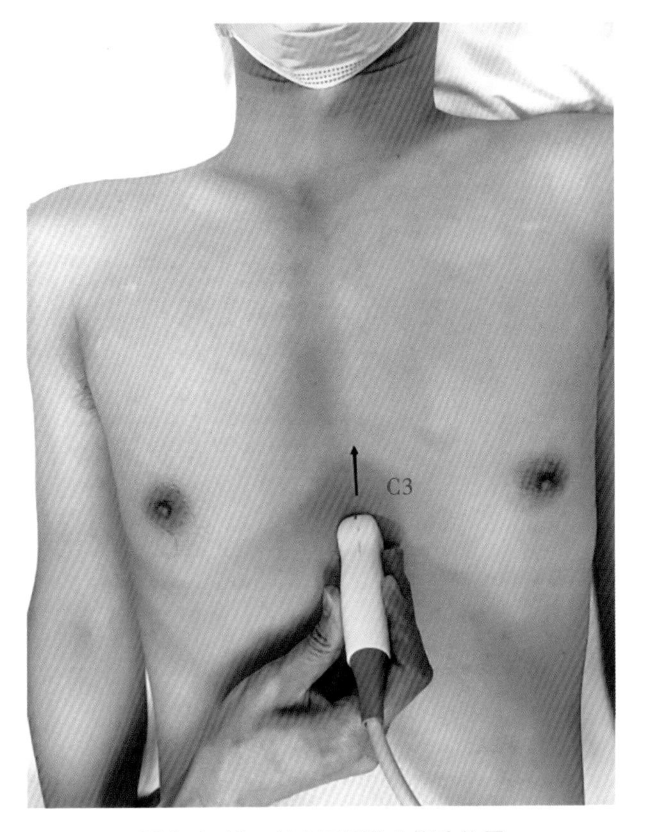

图 4-1-13　剑突下四腔心探头位置

（2）切面的结构：同心尖四腔心切面观察到的结构相同，可观察到心尖、左心室、左心房、右心室、右心房、室间隔、二尖瓣、三尖瓣（图 4-1-14，扫码看视频）。

（3）临床意义：①评估所有心房、心室的功能。②观察各心壁活动有无异常。③该切面是检查心包积液的最佳切面。

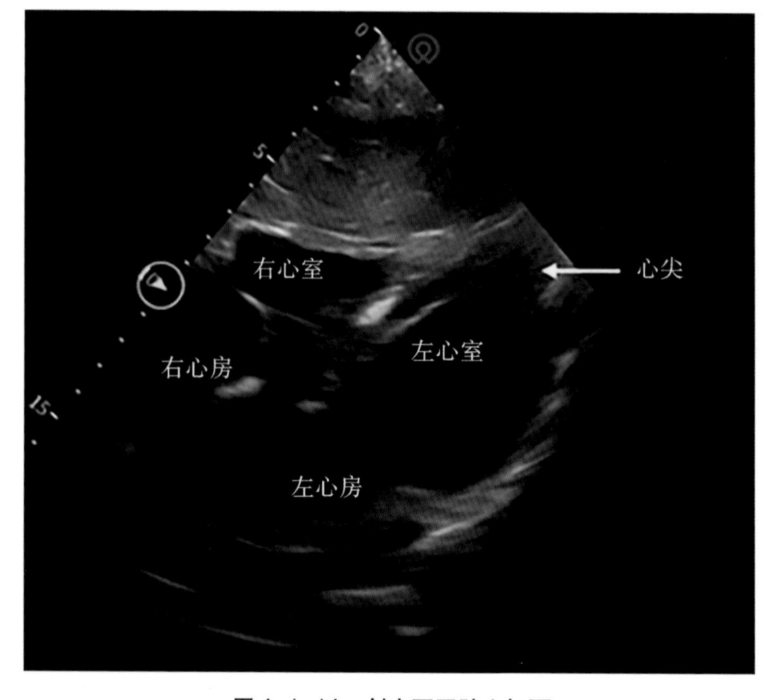

图 4-1-14　剑突下四腔心切面

剑突下四腔心切面

5. 剑突下下腔静脉长轴切面

(1)切面的获取方法:C3 声窗,使用凸阵探头,置于剑突下,探头标记点指向头侧(图 4-1-15)。

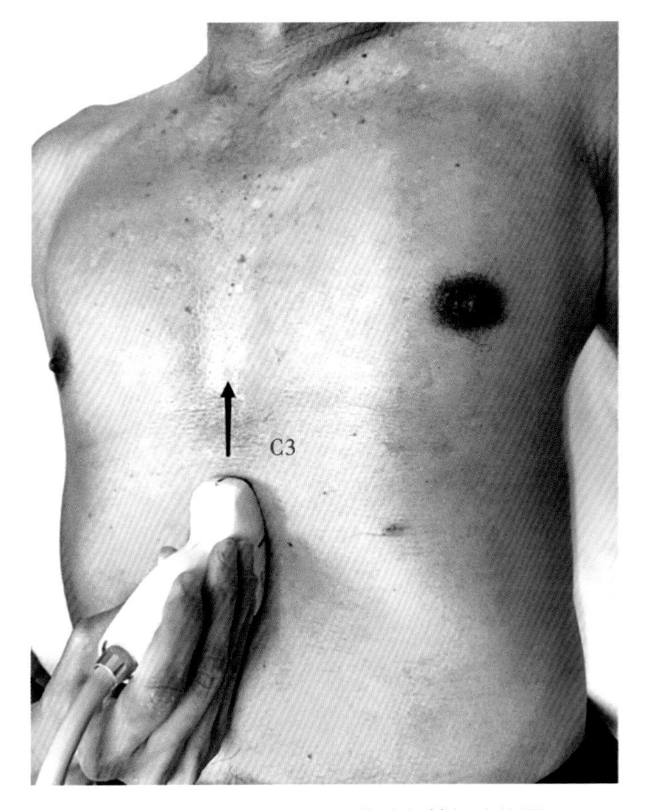

图 4-1-15　剑突下下腔静脉长轴探头位置

(2)切面的结构:可观察到肝脏、下腔静脉、右心房(图 4-1-16,扫码看视频)。

(3)临床意义

1)评估容量状态:根据下腔静脉的直径及状态,评估患者的容量状态。

2)评估容量反应性:根据下腔静脉的直径及其变化,评估患者对容量治疗的反应性。

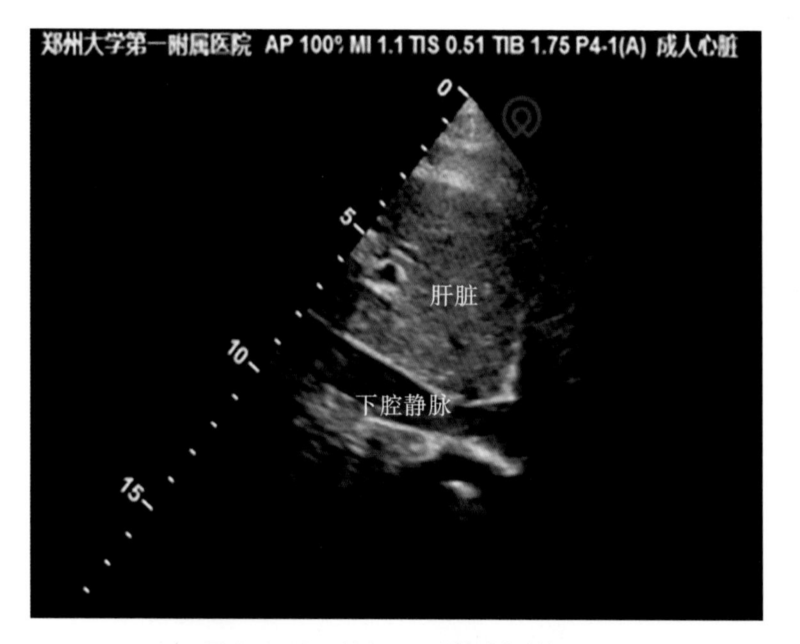

图 4-1-16　剑突下下腔静脉长轴切面

剑突下下腔静脉长轴切面

第二节 心脏功能的测定和评价

心功能是指心脏做功的能力,主要是保证机体组织器官有足够的血液供应,包括左、右心收缩和舒张功能。其中最重要的是左心的收缩功能,因为连接体循环系统,其承担着机体最多、最主要的泵血功能。所以左心收缩功能评估是心功能评估最重要指标。床旁超声技术可对心功能进行定性及定量评估,其中快速定性评估是主要评估方式,如果需要精确评估或治疗,则需要定量评估。

一、心脏的基本结构测量

(一)心室大小及功能测量

1. 左心室大小的测量

测量项目:前后径(短径)。

测量切面:胸骨旁左室长轴切面。

测量体位:平卧位或左侧卧位。

测量位置:二尖瓣腱索水平。

测量时间:舒张末期。

临床意义:左心室内径是评估左心室大小和功能的重要指标,一般来说,内径越大,心室负荷越大,心功能越有可能存在问题。

2. 右心室大小的测量

测量项目:长径和横径(中段和基底段)。

测量切面:心尖四腔心切面。

测量体位:平卧位或左侧卧位。

测量时间:舒张末期。

临床意义:可筛查室间隔增厚、肥厚型心肌病。

(二)房室瓣口和动脉瓣口血流及组织运动测量

1. 左室流出道

测量切面:胸骨旁左室长轴切面。

测量体位:平卧位或左侧卧位。

测量位置:主动脉瓣环下 1 cm。

测量时间:收缩末期。

2. 右室流出道

测量切面:左室长轴切面、大动脉短轴切面。

测量体位:平卧位或左侧卧位。

测量位置:大动脉切面选取肺动脉瓣环下 2 cm。

测量时间:舒张末期。

3. 主动脉

测量项目:主动脉瓣环。

测量切面:左室长轴切面。

测量体位:平卧位或左侧卧位。

测量位置:内缘到内缘。

测量时间:舒张末期或收缩中期。

4. 肺动脉

测量项目:主肺动脉。

测量切面:大动脉短轴切面。

测量体位:平卧位或左侧卧位。

测量位置:肺动脉瓣环上 1 cm。

测量时间:舒张末期。

5. 注意事项

(1)舒张末期:心室内径最大时或房室瓣关闭前一帧。收缩末期:心室内径最小时或房室瓣开放前一帧。

(2)评估心脏结构和功能,同一参数尽可能选取两个以上切面进行测量。

(3)临床上,往往由于伤病原因,患者常处于半卧位、坐位等被动或强迫体位接受床旁超声检查,与正常值标准有出入。

(4)呼吸影响心腔和大血管容积。通常选择呼气末,嘱患者屏气测量心腔容积。

(5)用 M 超测量心腔大小、室壁及室间隔厚度时,M 线要垂直室间隔和室壁,由于心脏收缩舒张过程中,M 线难以始终保持垂直,所以误差可能会增大。

二、左心室收缩功能评估

（一）定性评估（目测法）

1. 测量方法　在左心室收缩过程中，从长轴和短轴两个切面相结合进行室壁增厚程度和局部室壁向心运动幅度的判定。

2. 左心室收缩功能降低时的室壁增厚及运动情况　见表 4-2-1。

表 4-2-1　左心室收缩功能降低时的室壁增厚及运动情况

左心室收缩功能	室壁增厚情况	运动情况
轻度运动降低	室壁增厚 30% ~50%	内膜向心移动 20% ~30%
重度运动降低	室壁增厚<30%	内膜向心移动<20%
室壁无运动	室壁增厚<10%	无内膜向心移动
室壁矛盾运动	收缩期室壁矛盾运动	/

3. 优缺点　便捷，可快速识别血流动力学危象；比较依赖经验和水平，可定性判断不能作为定量标准。

（二）定量计算（射血分数的测量）

1. 临床意义　射血分数是心脏每次收缩时左心室射血量占左心室舒张末期容积的百分数，较心输出量（CO）和每搏输出量（简称搏出量，SV）更为敏感，是目前最常用的反应心脏收缩功能的指标。测量方法如下。

2. 测量方法

（1）M 型超声法

测量切面：胸骨旁左心室长轴切面。

测量体位：平卧位或左侧卧位。

测量时间：舒张末期和收缩末期。

优缺点：快速便捷，但对于存在节段性室壁运动异常患者不准确。

（2）改良 Simpson 法（双平面法）

测量切面：心尖四腔心和心尖两腔心。

测量体位：平卧位或左侧卧位。

测量时间：舒张末期和收缩末期。

优缺点:准确性和临床应用价值最高,但是操作繁琐,需要心内膜显示清晰,否则误差较大。

三、右心功能评估

(一)右心室收缩功能

1. 定性评估(目测法)

测量切面:心尖四腔心。

测量体位:平卧位或左侧卧位。

测量时间:舒张末期和收缩末期。

观察目标:舒张末期右心室面积和左心室面积的比值,正常值<0.6,当0.6<观察值<1 时,视为中度右心功能障碍;当观察值>1 时,视为重度右心功能障碍。

2. 定量计算(右心室面积变化分数)

测量切面:心尖四腔心。

测量体位:平卧位或左侧卧位。

测量时间:舒张末期和收缩末期。

临床意义:右心室面积变化分数指右心室舒张末期面积减右心室收缩末期面积后除以右心室舒张末期面积。FAC<0.35 提示右心室收缩功能减低。

优缺点:易于获取,但对于肥胖、体位受限患者干扰较大。

(二)右心室舒张功能评估(下腔静脉内径和变异度)

测量切面:剑突下四腔心。

测量目标:下腔静脉。

测量体位:平卧位。

测量时间:吸气末期和呼气末期。

临床意义:距右心房入口 2 cm 可测量下腔静脉内径及变异率,吸气末下腔静脉塌陷程度是评估右心房压的重要指标。有相关资料指出下腔静脉内径<1 cm,塌陷率>50%,提示容量不足;下腔静脉内径>2.1 cm,塌陷率<50%,提示容量过负荷。但是目前争议较大,尚无指南或标准提出下腔静脉内径和变异度与容量的具体关系。建议综合患者整体的血流动力学指标评估容量情况。

四、临床护理案例解析

（一）病例摘要

患者，男性，31 岁。主诉：间断胸闷加重 1 d。3 月余前无明显诱因出现双下肢无力，呈对称性、持续性，行走时无力感加重，伴胸闷、气短，未在意，未治疗。其间上述症状逐渐加重，行走约 50 m 时即要停下休息。遂于 20 d 前至当地医院就诊，诊断为“吉兰-巴雷综合征”，给予对症治疗后，患者症状稍缓解，继续药物治疗。4 d 前，上述症状再发，伴胸闷、气短、恶心，呈间断性发作，测血氧饱和度正常。1 d 前双下肢无力稍加重，为进一步治疗，今来我院就诊。入院后完善检查，双侧少量胸腔积液，心包内少量积液。彩超示：双侧腋动脉、肱动脉、尺动脉、桡动脉、锁骨下动脉流速减低（考虑左心功能不全所致）；左心室增大，功能减低并多发赘生物（血栓可能），左心增大、右心房增大，全心功能下降，右心室及左心室内多发高回声附壁（血栓可能性大），三尖瓣重度关闭不全，二尖瓣轻度关闭不全，主动脉瓣轻度关闭不全；肺动脉高压（轻度），肝淤血。

入院诊断：①急性心力衰竭，心功能Ⅳ级（NYHA 分级）；②扩张型心肌病；③左、右心室内多发附壁血栓；④三尖瓣重度关闭不全；⑤肺动脉高压（轻度）；⑥肝淤血；⑦双侧腘动脉闭塞；⑧右侧下肢静脉肌间血栓形成；⑨脾梗死；⑩左肾梗死；⑪肺部感染、胸腔积液；⑫低蛋白血症；⑬肝功能不全；⑭短暂性脑缺血发作；⑮肠系膜上动脉栓塞；⑯易栓症；⑰吉兰-巴雷综合征。

（二）护理问题

患者有间断腹痛症状，发作时疼痛剧烈，行腹部增强 CT 检查，结果提示肠系膜上动脉远端分支可见栓子，但未完全闭塞，仍可见血流通过，结合患者临床症状，经介入科会诊后暂给予保守治疗。但存在栓子脱落完全堵塞血管的风险。责任护理护理过程中，如何评估和监测保守治疗效果？

（三）床旁超声评估

2023 年 3 月 30 日责任护士使用床旁超声从不同切面进行评估，从心尖四腔心切面、左心室长轴切面和下腔静脉切面均能观察到左心室及右心室内血栓随心动周期摆动，见图 4-2-1、图 4-2-2、图 4-2-3（扫码看视频）。在应用抗凝、抗血小板、纠正心力衰竭、保肝、护胃等对症支持治疗后，4 月

3 日护士再次进行评估,可在不同切面观察到附壁血栓均减小。超声图像见图 4-2-4、图 4-2-5、图 4-2-6(扫码看视频)。4 月 7 日患者生命体征平稳,未诉特殊不适症状,可院外继续口服药物治疗。定期复查,不适时及时就诊,告知相关注意事项及风险后给予办理出院。

1.2023 年 3 月 30 日超声图像

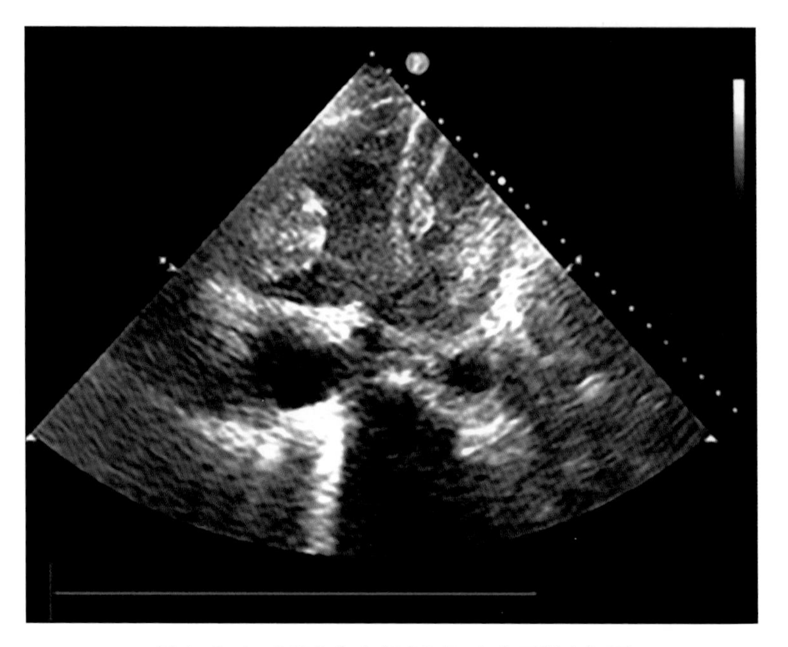

图 4-2-1 2023 年 3 月 30 日 心尖四腔心切面

2023 年 3 月 30 日 心尖四腔心切面

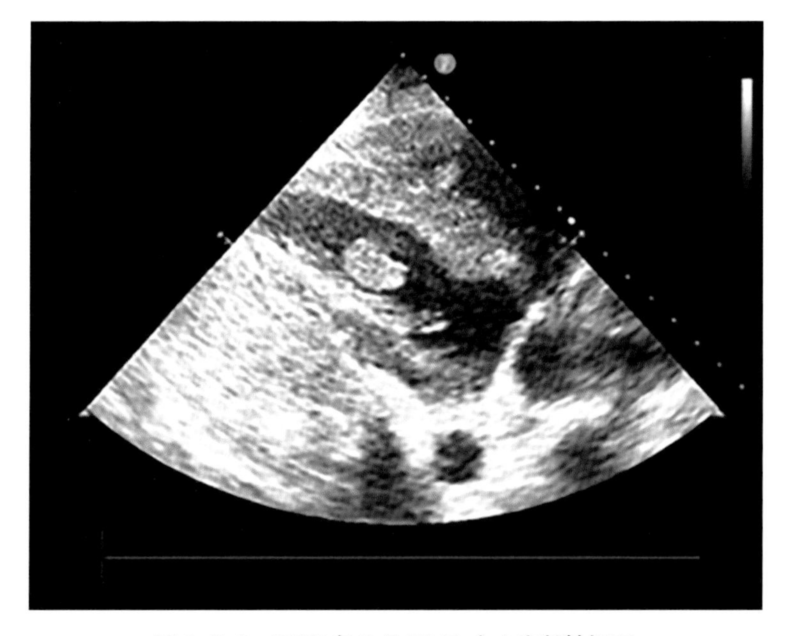

图 4-2-2　2023 年 3 月 30 日 左心室长轴切面

2023 年 3 月 30 日 左心室长轴切面

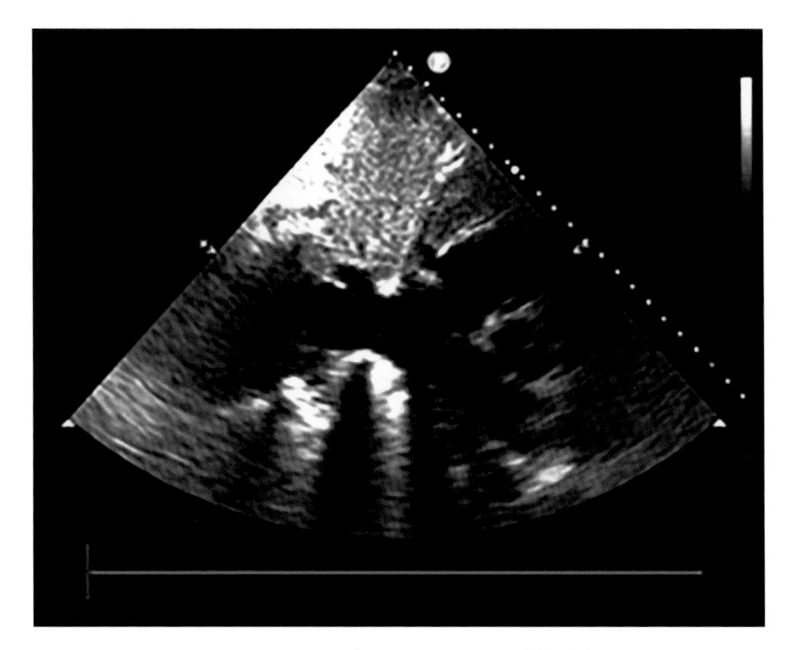

图 4-2-3　2023 年 3 月 30 日 下腔静脉切面

2023 年 3 月 30 日 下腔静脉切面

2. 2023 年 4 月 3 日超声图像

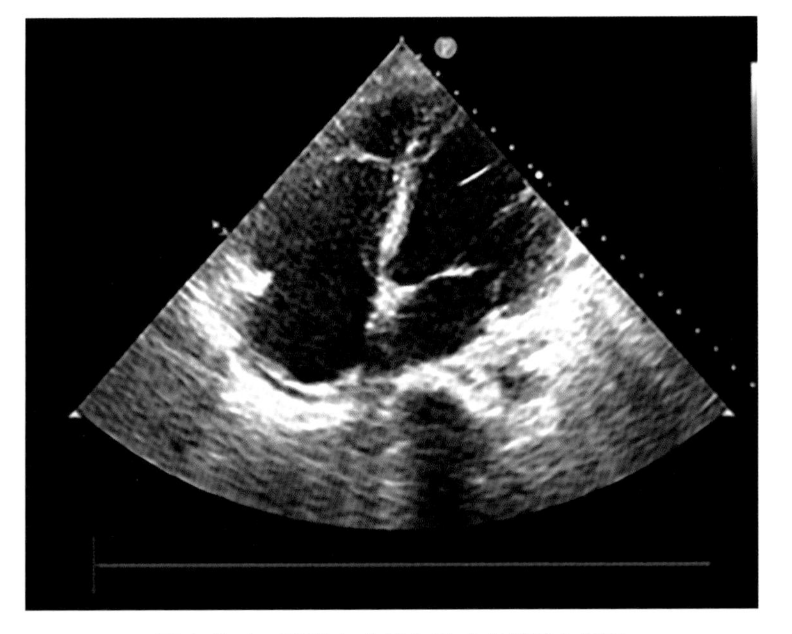

图 4-2-4　2023 年 4 月 3 日 心尖四腔心切面

2023 年 4 月 3 日 心尖四腔心切面

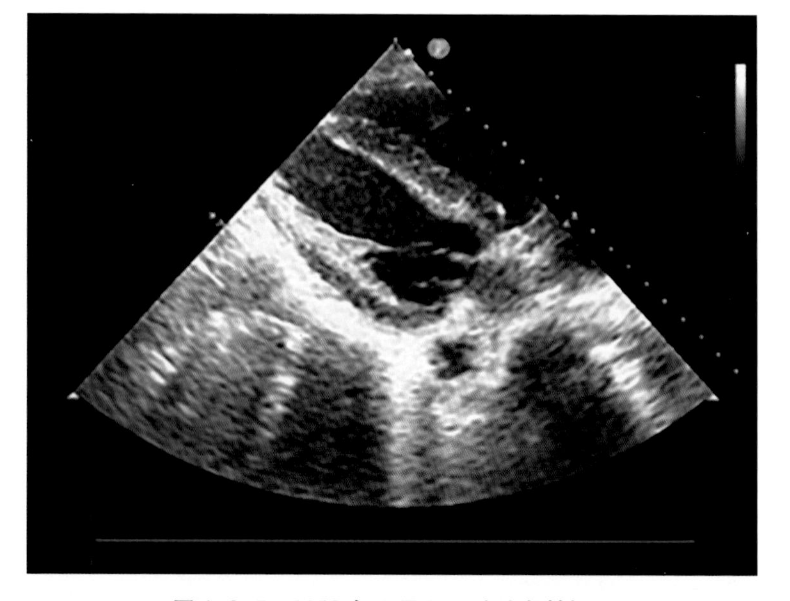

图 4-2-5　2023 年 4 月 3 日 左室长轴切面

2023 年 4 月 3 日 左室长轴切面

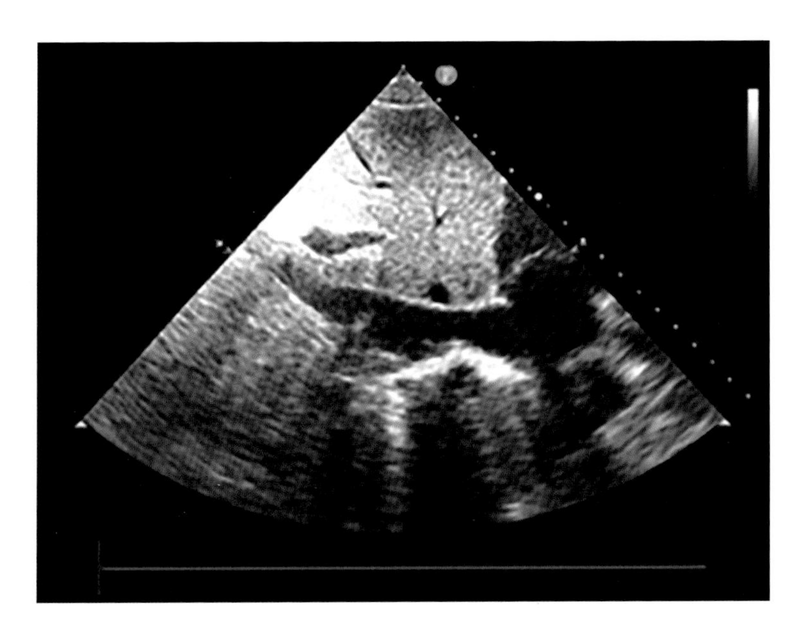

图 4-2-6　2023 年 4 月 3 日 下腔静脉切面

2023 年 4 月 3 日 下腔静脉切面

（四）分析与讨论

患者虽生命体征平稳，但病情危重，左、右心室内多发附壁血栓，极易引起突发事件。责任护士通过实时动态的床旁超声进行评估，清晰地呈现了附壁血栓的超声图像，可随时观察患者附壁血栓治疗效果，以便对患者进行目标精细化护理。

（五）专业点评

心脏内的血栓通常位于左心房、左心耳和左心室，左心室血栓通常位于心尖部，常见于扩张型心肌病或冠心病合并心尖部心肌梗死的患者。血栓可以是薄层状的，发生栓塞的风险比较低；也可以是有蒂的，发生栓塞的风险比较高。有时确认左心室的心尖部的“模糊”显影是否为血栓会比较困难,改变超声图像的深度、增益和频率,有助于区分真正的血栓与伪像。本案例中的患者心脏内的血栓发生栓塞的风险比较高,需要引起医务人员的高度重视。

(六)思考题

1. 常用的左心室收缩功能定量测定方法有哪些,代表的意义分别是什么?

2. 右心功能的定性评估主要包括哪几个方面?

第三节　心包基础评估

一、心包的解剖基础

心包是包裹心脏和出入心脏大血管根部的囊性结构。心包分为脏层心包和壁层心包。脏层为浆膜,紧贴于心肌表面;壁层为坚韧的纤维组织,内衬以浆膜。两层心包之间为心包腔,正常情况下含有少量液体,约 50 mL,在心脏搏动时起润滑作用。各种原因导致心包内液体增加时即形成心包积液。

由于心包弹性及空间有限,当心包腔内液体快速积聚时,腔内压力迅速上升,限制心脏的舒张甚至影响心脏收缩,从而引起血流动力学紊乱。

二、心包积液的超声评估基础

(一)探头位置

首选位置为剑突下,也可以在胸骨旁切面或心尖部。

(二)超声表现

剑突下超声图像显示心包壁层为高回声区,心包积液为包裹心脏的低回声区域。胸骨旁长轴时,心包积液一般出现在心脏与降主动脉之间。生理性积液一般<1 cm,仅在心底。

（三）临床意义

心包积液的量和临床症状并非线性相关。

三、心包积液的定量评估

（一）少量心包积液（<100 mL）

积液仅限于左心室后壁的后方，房室沟处，不出现于心尖部、侧部和前方。左心室后壁可见液性暗区。如图 4-3-1 所示。

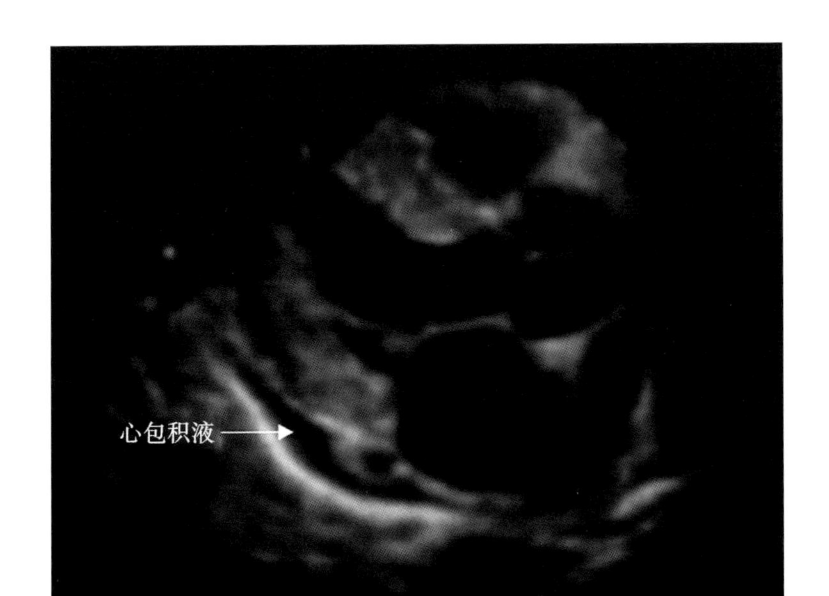

图 4-3-1 少量心包积液

（二）中量心包积液（100～500 mL）

液性暗区弥漫分布于左心室后壁后方，右心室前壁前方及心尖处，整个心包腔内可见呈均匀分布的液性暗区，液性暗区内径<2 cm，左心室短轴见左心室后方液性暗区呈弧形，尚可见主动脉根部活动幅度减小，右心室前壁运动幅度略增大。如图 4-3-2 所示。

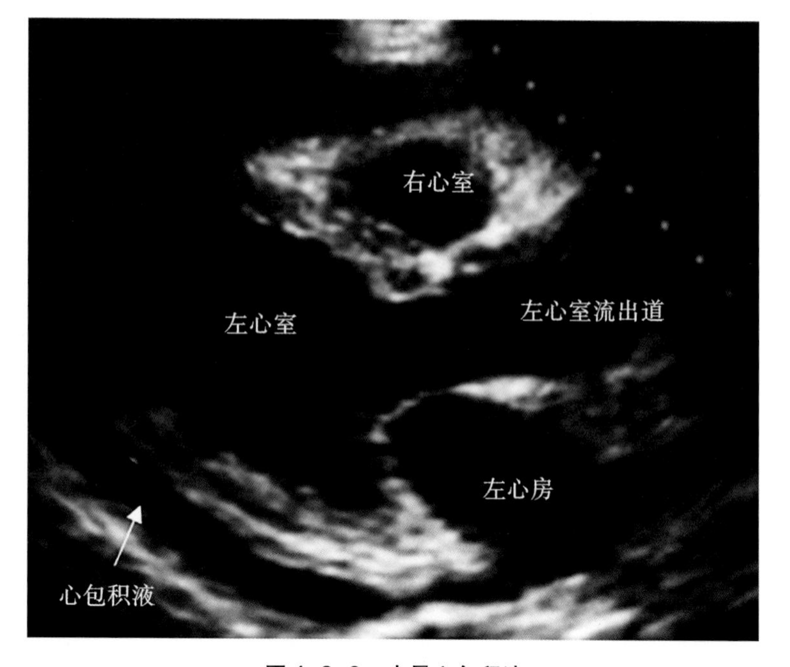

图 4-3-2　中量心包积液

(三)大量心包积液(>500 mL)

心室的后方、前侧、外侧、心尖等都有无回声区,整个心脏位于液性暗区之内,内径≥2 cm,可见心脏在液性暗区中的摆动征,并受压变小,如图 4-3-3所示。

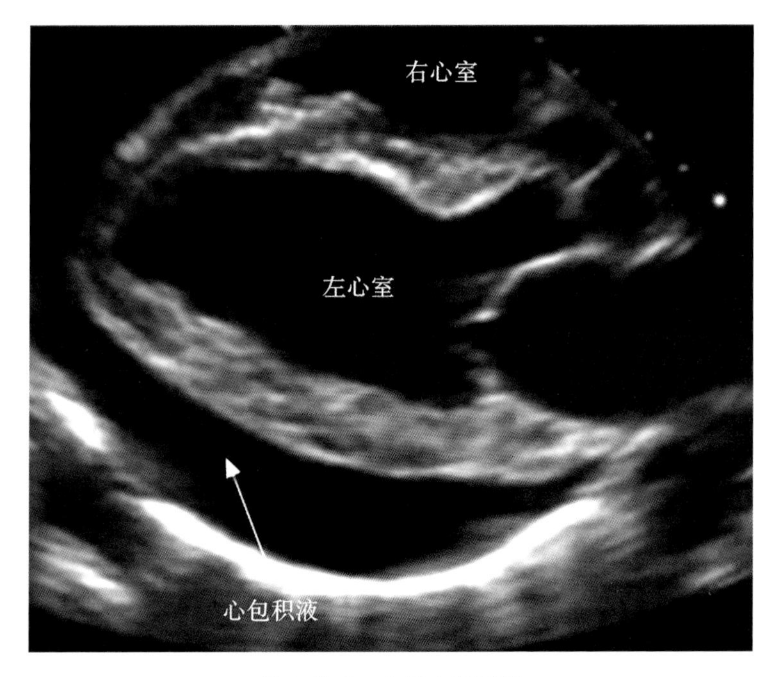

图 4-3-3 大量心包积液

四、心包积液的定性评估

根据液性暗区的回声特点,可初步鉴别积液的性质。

(一)浆液性积液

以液体渗出为主,心包腔内透性较好,随体位活动变化较大。

(二)纤维渗出为主的积液

液性暗区中可见纤维束细光带回声,漂浮于液性暗区中。

五、临床护理案例解析

（一）病例摘要

患者，男性，53 岁。主诉：发作性心慌、胸痛、胸闷 5 d，加重 2 h。5 d 前患者无明显诱因出现心慌、胸闷、胸痛等症状，活动后明显，胸痛位于心前区，持续时间不等，程度可忍受，伴双下肢水肿，无头晕、恶心、呕吐、意识障碍，在当地医院就诊检查 BNP 792.536 pg/mL，肌钙蛋白 0.084 ng/mL；心电图提示：窦性心动过速；心脏超声提示左心室舒张功能下降。给予对症治疗，效果不明显。2 h 前患者感胸闷、胸痛症状加重，端坐呼吸，急诊入我院。

入院诊断：①心包积液（大量）；②心律失常，室上性心动过速；③双侧胸腔积液；④ 2 型糖尿病；⑤贫血；⑥血小板减少查因；⑦脂肪肝；⑧胆囊炎；⑨盆腔积液。

（二）护理问题

患者行超声引导下心包穿刺术，引流出深红色血性心包积液。责任护士如何遵医嘱动态观察和评估患者心包积液的情况，并对患者进行目标导向性护理呢？

（三）床旁超声评估

责任护士每天应用床旁超声动态评估心包积液的量和性状，发现问题及时与医生沟通，调整治疗方案，促进患者康复，并评估心包引流管拔除的时机。经过 5 d 的观察和评估，心包积液显著减少，与医生沟通后拔除心包引流管。

（四）分析与讨论

本案例中，患者有大量心包积液，且影响心脏功能。心包积液超声影像为心脏周围的无回声区（图 4-3-4，图 4-3-5，扫码看视频），胸骨旁长轴、短轴通常可以很好地显示。心包积液的超声表现对于积液的性状有提示作用。本案例中患者的心包积液澄清，未见纤维条索或血凝块等。对心包积液的动态评估，有助于及时把握心包引流管拔管时机，预防感染，从而利于患者康复。

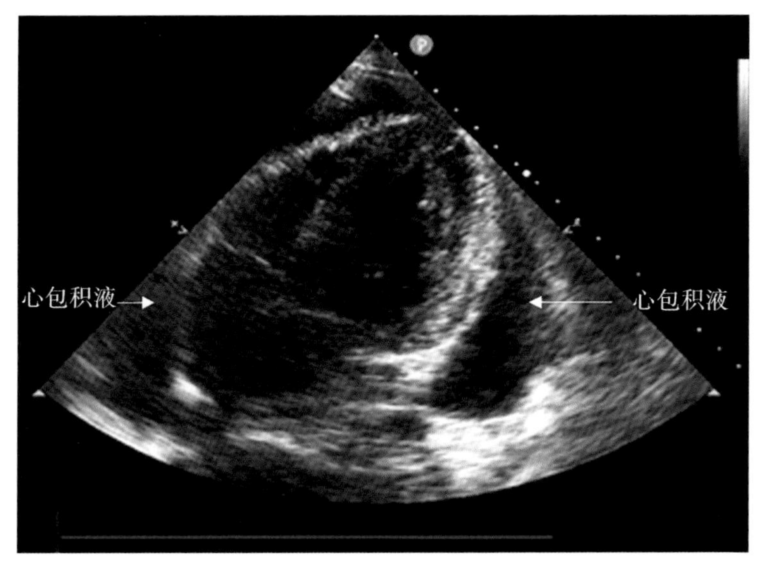

图 4-3-4　心尖四腔心切面

心尖四腔心切面

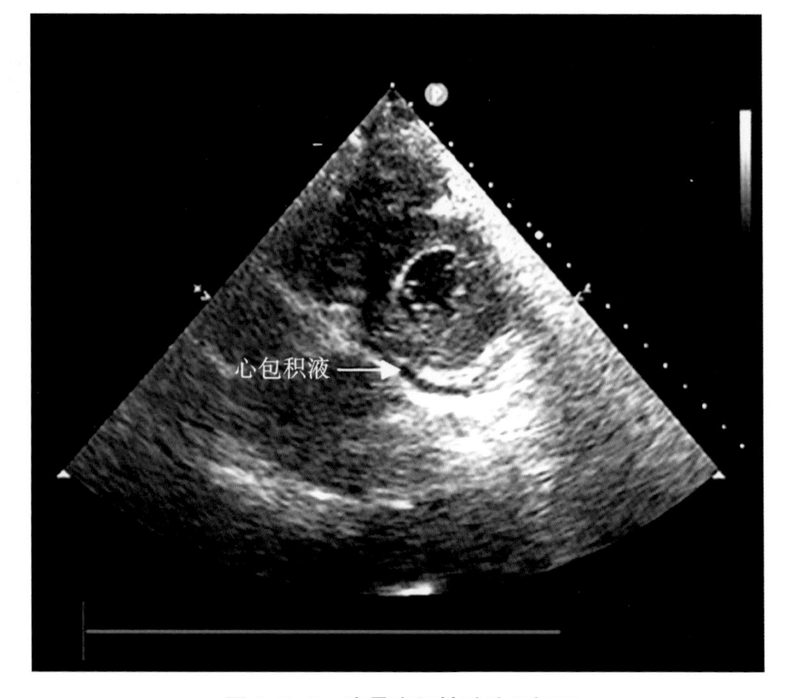

图 4-3-5　胸骨旁短轴乳头肌切面

胸骨旁短轴乳头肌切面

（五）专业点评

超声对心包积液的诊断符合率在 90% 以上，能初步评估积液量和性状，并准确定位。本案例中，患者在超声引导下进行心包积液穿刺置管，过程顺利，随后通过超声的动态评估，及时拔除了心包引流管，有效避免导管相关感染问题。

(六)思考题

1. 如何划分心包积液严重程度?

2. 不同量的心包积液在超声下有何特点?

第四节　容量状态及反应性评估

容量状态是指患者血管内液体含量的多少,能否满足机体脏器微循环灌注的基本需求。容量状态是否欠缺,主要通过临床指标如心率、血压、小时尿量和乳酸等是否存在异常,以及是否有容量欠缺的提示指标(如低CVP,窄的下腔静脉、毛细血管再充盈时间延长等)来判断。而容量反应性是指增加前负荷能否增加心脏的每搏输出量,也就是心输出量对扩容的反应。

容量状态是否足够,离不开临床征象的判断,而不是单纯依靠监测数据来决定。只有当临床出现组织灌注不足的征象,才考虑患者容量不足,才需要体液复苏。而患者容量不足并不代表液体复苏一定有效,只有患者有容量反应性,才说明体液复苏能够增加患者前负荷,增加心输出量。如果患者容量不足,却没有容量反应性,这时需要谨慎进行液体复苏,需要先恢复患者的容量反应性再进行容量复苏才能有效。

一、容量状态的超声评估

(一)下腔静脉长轴直径

1. 测量方法　使用心脏探头,标记点朝向患者左侧,从剑突下加压,倾斜探头获取剑突下四腔心切面,通过“摇”将右心房放在屏幕中间,逆时针旋转探头,使标记点朝向患者头侧,获取剑突下下腔静脉长轴切面。图 4-4-1 中可见下腔静脉汇入右心房,肝静脉汇入下腔静脉。在距离下腔静脉汇入右心房入口 2 cm 的位置测量下腔静脉直径,测量线垂直下腔静脉长轴。

2. 临床意义　如果患者没有慢性右心功能问题,则机械通气患者下腔静脉直径<1.5 cm、自主呼吸患者下腔静脉直径<0.9 cm 考虑容量不足,下腔静脉直径>2 cm,考虑容量过负荷,需要同时结合心腔大小辅助判断。如果患者存在慢性右心功能障碍,则需要动态监测下观察腔静脉直径变化。

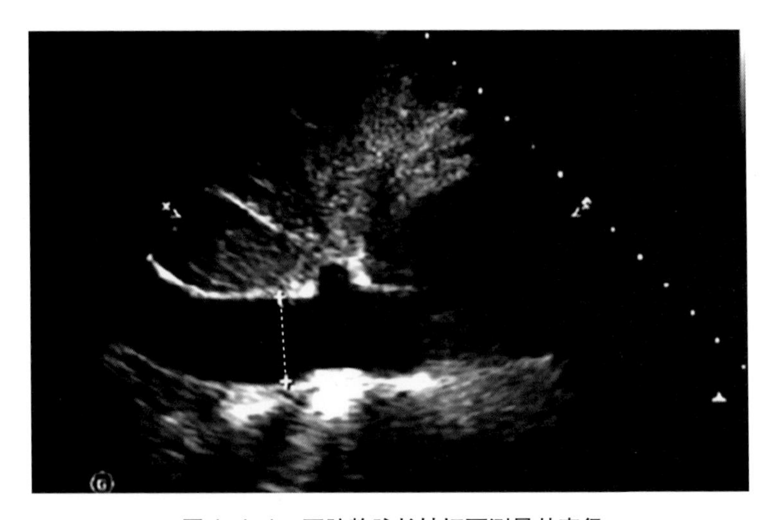

图 4-4-1 下腔静脉长轴切面测量其直径

(二)KISS 征

1. 测量方法 KISS 征是指患者左心室收缩时,两个乳头肌贴近,类似亲吻的表现,可在左心室短轴切面观察。使用心脏超声探头,标志点朝向患者右肩,探头从胸骨旁左缘下滑,打出胸骨旁长轴切面,探头顺时针旋转90°,标志点朝向患者左肩,倾斜探头获取胸骨旁左心室短轴乳头肌切面,可见左心室呈正圆形,内壁两个乳头肌紧贴室壁。

2. 临床意义 如果患者舒张末期心腔不大,收缩末期两个乳头肌贴近,结合下腔静脉直径,考虑患者容量不足可能性大;如果患者舒张末期心腔大,收缩末期见乳头肌贴近的 KISS 征,则要考虑可能是后负荷降低或心脏收缩功能增强。

二、容量反应性的评估方法

患者机械通气吸气时,胸腔内压为正压,右心房表面为正压,静脉回流受阻,下腔静脉直径变宽,因此,机械通气时下腔静脉变异度又叫下腔静脉扩张(膨胀)指数。患者自主呼吸吸气时,胸腔内压为负压,右心房受压减小,下腔静脉内血液回流增加,直径变窄,因此,自主呼吸时下腔静脉变异度又称下腔静脉塌陷指数。下腔静脉变异度($\triangle IVC$),下腔静脉最大值(IVC_{max}),下腔静脉最小值(IVC_{min}),计算公式如下。

机械通气时：

$$\triangle IVC=(IVC_{max}-IVC_{min})/[(IVC_{max}+IVC_{min})/2]\times100\%$$

或

$$\triangle IVC=(IVC_{max}-IVC_{min})/IVC_{min}\times100\%$$

自主呼吸时：

$$\triangle IVC=(IVC_{max}-IVC_{min})/IVC_{max}\times100\%$$

三、临床护理案例解析

（一）病例摘要

患者，女性，40岁。主诉：胸闷、心悸2年余，加重1 d。患者2年前活动后突发胸闷、胸痛，发作时伴头晕、乏力，胸痛主要位于胸骨后，呈绞痛，无意识不清，无左上臂及背部放射性疼痛，持续5 min后自行缓解。就诊于当地医院，给予对症治疗后症状好转。5 d前突感冷热交替，就诊于当地卫生所，体温36.7 ℃，给予口服药物治疗，症状未缓解。1 d前出现高热、腹泻，体温39.0 ℃，就诊于当地卫生所，给予降温治疗后，体温恢复正常。1 d前心悸再次发作，程度较前加重，就诊于当地人民医院，症状未缓解。为求进一步诊治前来我院，门诊以“冠心病，不稳定型心绞痛”收入院。

入院诊断：①心力衰竭，心功能Ⅳ级NYHA分级；②脓毒血症。

（二）护理问题

2021年11月28日13：30，责任护士发现患者呼吸35次/min，心率112次/min，血压105/75 mmHg，7 h尿量210 mL，且烦躁不安。患者出现了什么护理问题呢？

（三）床旁超声评估

1. 患者心率、呼吸增快，尿量减少，考虑容量不足，责任护士立即进行床旁超声评估剑突下下腔静脉长轴切面，如图4-4-2所示，发现患者下腔静脉直径仅有0.8 cm，前后壁几乎贴合，提示容量不足，立即给予加快补液速度的同时通知值班医师。

2. 医师评估后，遵医嘱复查动脉血气分析，建立2条静脉通路，补充500 mL生理盐水+浓钠30 mL继续快速补液。30 min后，责任护士再次使用床旁超声评估，测得IVC_{max}为1.09 cm，$\triangle IVC$约62.3%，有容量反应性。说明患者容量不足，可以补液（图4-4-3，扫码看视频，图4-4-4）。

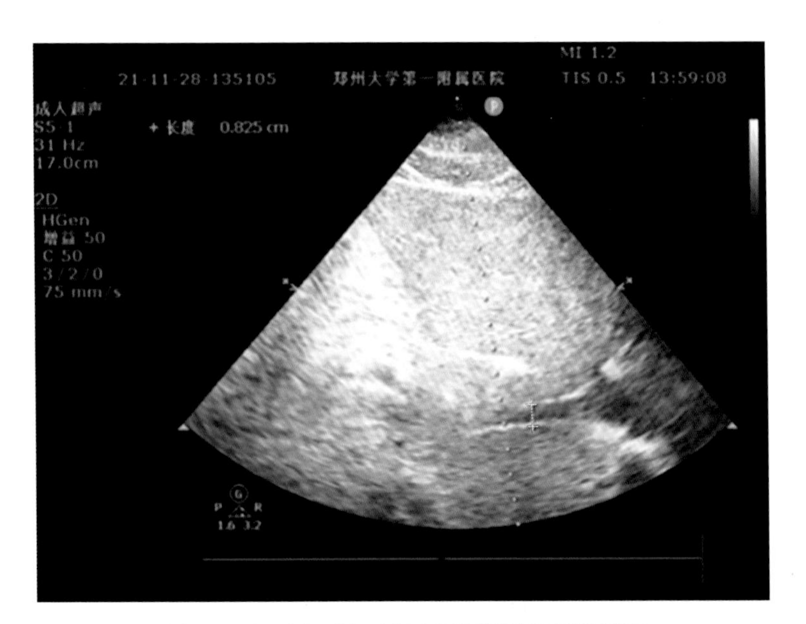

图 4-4-2 14：00 时剑突下下腔静脉长轴切面

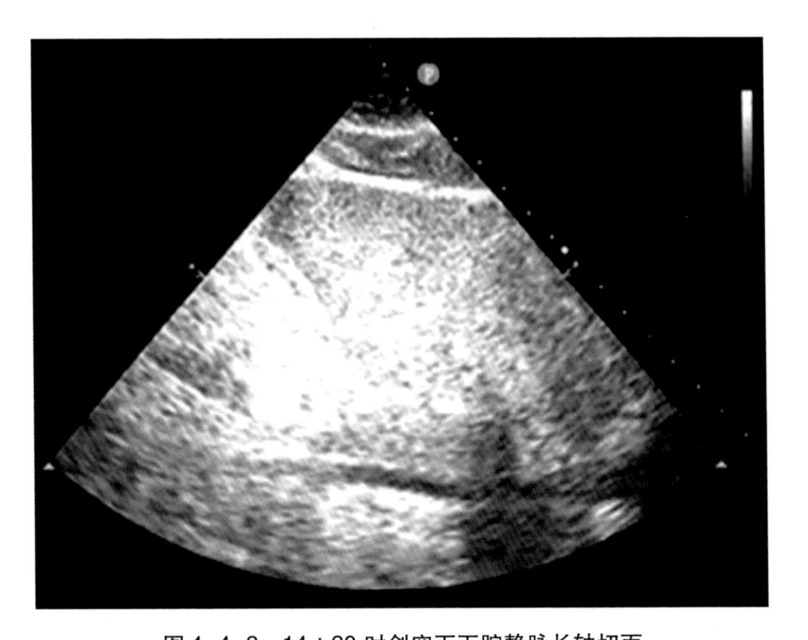

图 4-4-3 14：30 时剑突下下腔静脉长轴切面

14：30 时剑突下下腔静脉切面

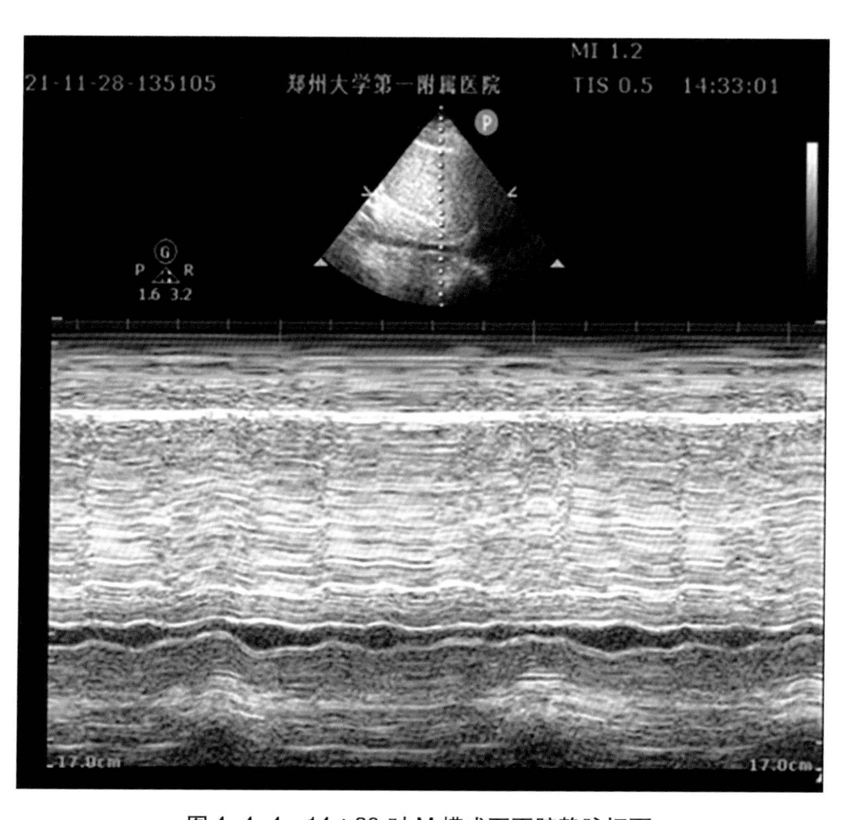

图 4-4-4　14：30 时 M 模式下下腔静脉切面

3. 持续快速补液 60 min，约 430 mL，责任护士再次使用床旁超声评估剑突下下腔静脉长轴切面，测得 IVC_{max} 为 1.28 cm，△IVC 约 67.9%，有容量反应性，提示容量仍不足（图 4-4-5，扫码看视频）。

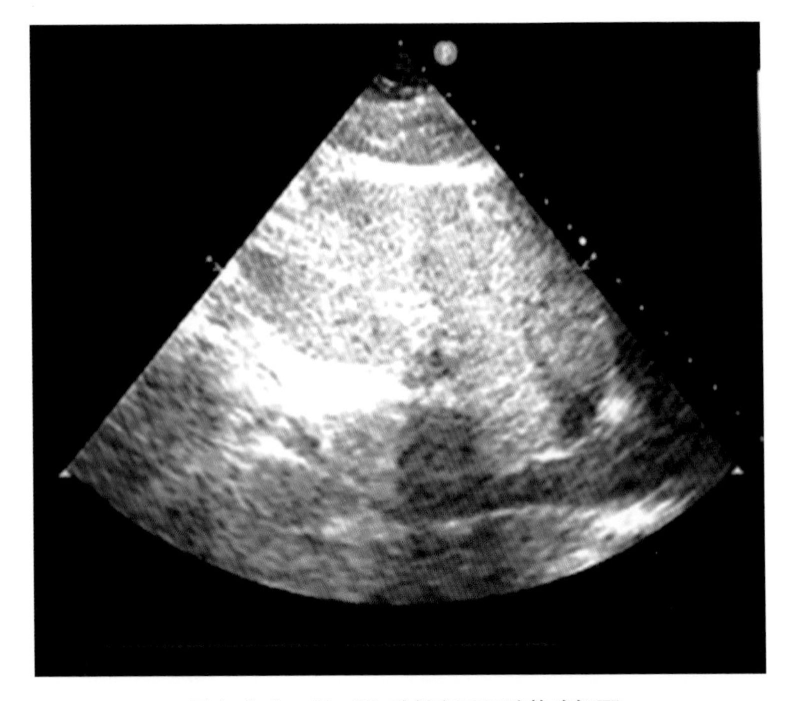

图 4-4-5　15：00 时剑突下下腔静脉切面

15：00 时剑突下下腔静脉切面

4. 约 15：30，责任护士再次使用床旁超声评估，发现患者的下腔静脉前后壁随着呼吸运动几乎贴合，测得 IVC_{max} 为 1.47 cm，$\triangle IVC$ 约 79.1%，容量反应性依然存在，提示容量仍不足。如图 4-4-6 所示。

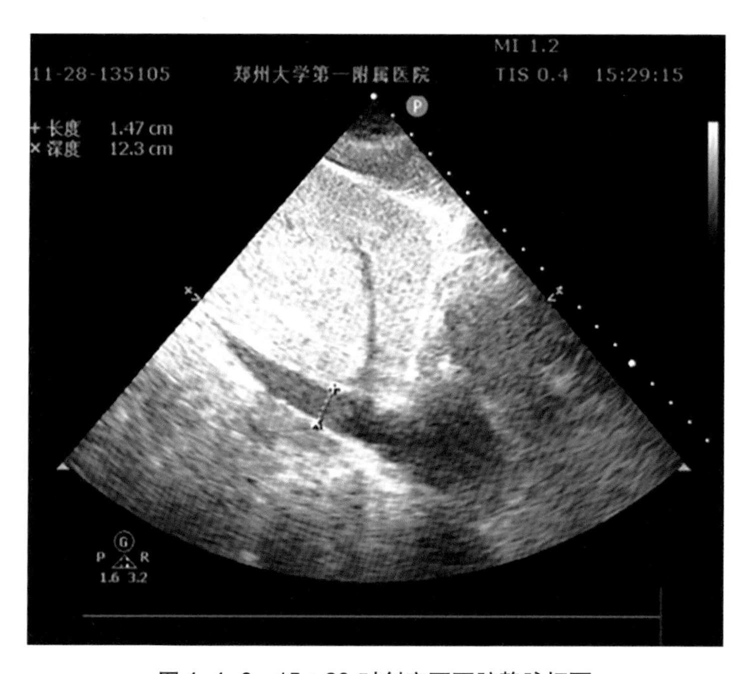

图 4-4-6　15：30 时剑突下下腔静脉切面

5. 16：00，测得 IVC_{max} 为 1.12 cm，△*IVC* 约 45.3%，容量反应性<50%。提示患者补液有效，容量有所提高（图 4-4-7，扫码看视频，图 4-4-8）。责任护士减缓补液速度，同时告知主管医师，遵医嘱继续观察。

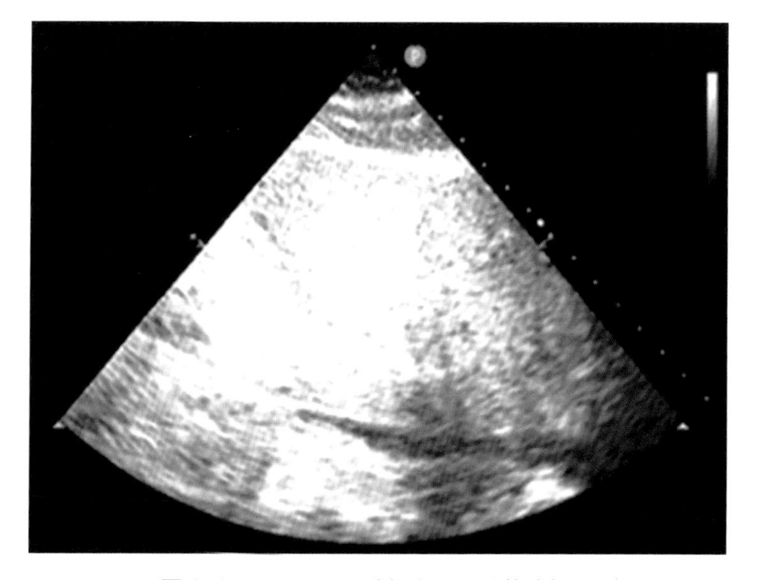

图 4-4-7　16：00 时剑突下下腔静脉切面

16：00 时剑突下下腔静脉切面

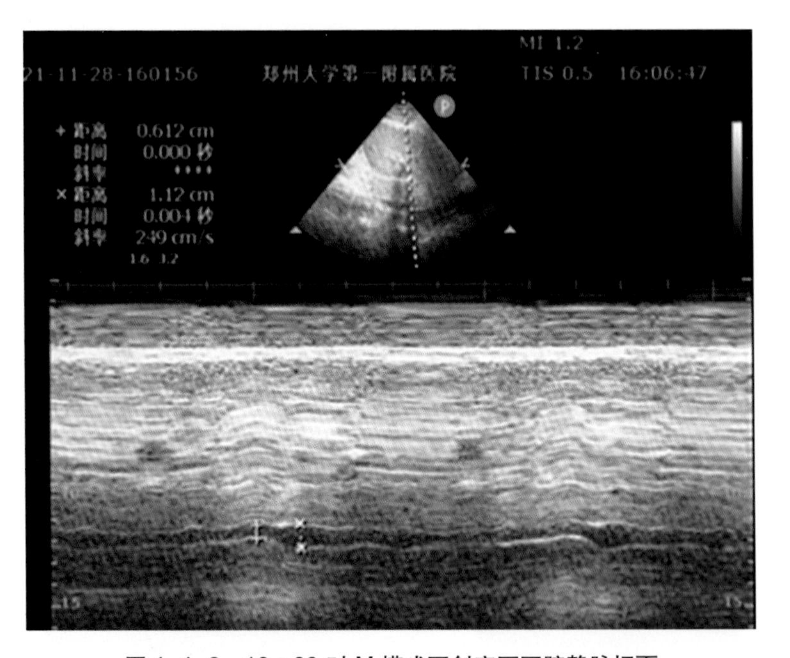

图 4-4-8　16：00 时 M 模式下剑突下下腔静脉切面

6. 16：30，责任护士再次使用床旁超声评估（图 4-4-9，图 4-4-10，扫码看视频），KISS 征消失，IVC_{max}为 1.88 cm，△IVC 约 33.5%，说明患者容量达标，同时告知主管医师，遵医嘱不再继续补液治疗，继续观察。患者住院早期容量管理记录见表 4-4-1。

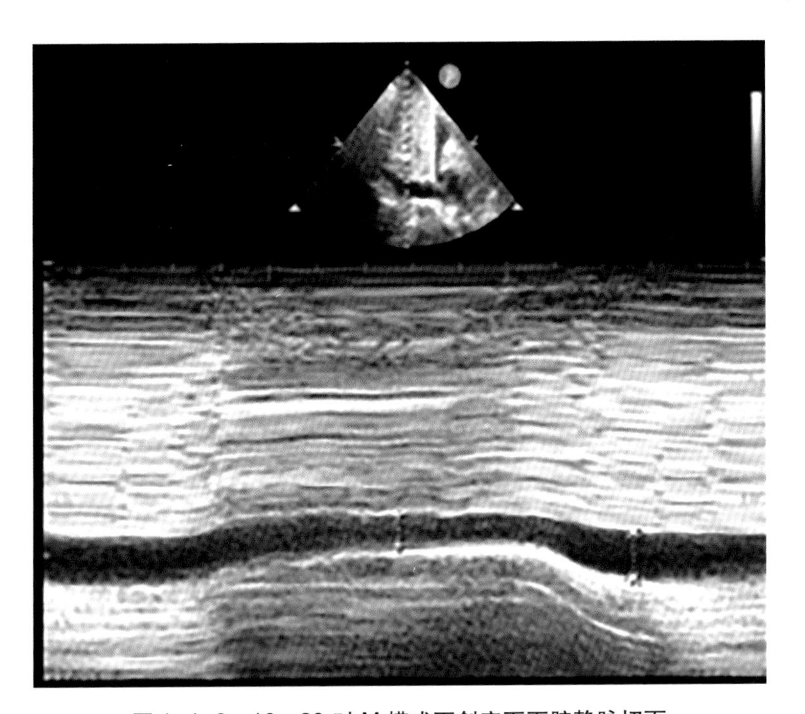

图 4-4-9　16：30 时 M 模式下剑突下下腔静脉切面

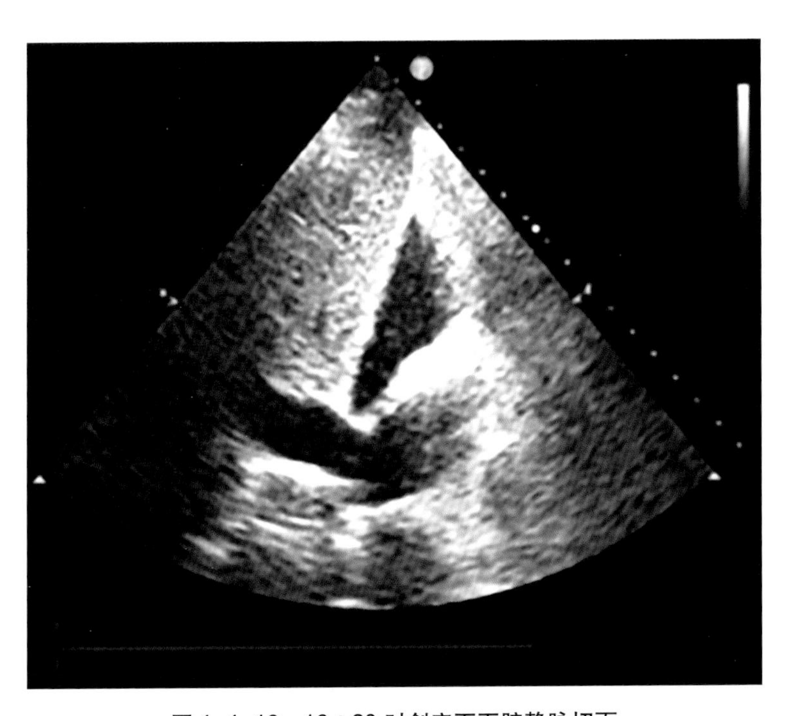

图 4-4-10　16：30 时剑突下下腔静脉切面

16：30 时剑突下下腔静脉切面

表 4-4-1　患者早期容量管理记录

时间	cIVC%	IVC_{max}/cm	IVC_{min}/cm	UO/mL	SpO_2/%	BP/(mm/Hg)	MAP/(mm/Hg)	入量/mL
14：00	33.4	0.9	0.6	—	97	111/58	69	
14：30	62.3	1.09	0.41	50	97	110/64	74	150
15：00	67.9	1.28	0.4	—	97	107/65	75	280
15：30	79.1	1.47	0.306	100	97	111/62	75	300
16：00	45.3	1.12	0.612	—	97	115/58	77	260
16：30	33.5	1.88	1.25	100	97	116/57	78	260
总计	250							10150

（四）分析与讨论

对于心力衰竭伴脓毒血症的患者，应密切监测其生命体征及出入水量。当患者出现心率、呼吸增快，以及少尿的情况应引起高度重视，查找原因并通知主管医师。首先排除由于导尿管堵塞等原因而造成的假性少尿，其次在监测患者容量及中心静脉压的同时，采用超声这种即时且无创的评估方法，无需等待建立中心静脉通路，更加便捷和动态。

（五）专业点评

本案例中的患者未建立中心静脉通路，血压平稳，如若观察不及时，出现脓毒血症休克，后果极其严重。责任护士通过床旁超声监测，及时发现患者出现容量不足情况，并及时给予快速补液的护理措施，同时在补液过程中动态监测，随容量状态变化调整补液速度。防止容量超负荷而加重心力衰竭。床旁超声的监测不仅为患者的治疗提供了明确的方向，也指导护士更精准地护理。

(六)思考题

1. 患者自主呼吸,生命体征平稳,下腔静脉直径 0.8 cm,随呼吸变异大,是否需体液复苏?

2. 患者下腔静脉直径 2.1 cm,是否考虑为容量超负荷状态?

参考文献

[1] KEITH KILLU. ICU 超声手册[M]. 严静,译. 北京:人民卫生出版社,2016.
[2] 中华医学会超声医学分会超声心动图学组. 中国成年人超声心动图检查测量指南[J]. 中华超声影像学杂志,2016,25(8):645-666.
[3] 穆玉明. 超声心动图入门[M]. 北京:人民卫生出版社,2007.
[4] ARMANDO SARTI. 重症心脏超声[M]. 严静,译. 北京:人民卫生出版社,2016.
[5] 王小亭,刘大为,于凯江,等. 中国重症超声专家共识[J]. 中华内科杂志,2016,55(11):900-912.
[6] 尹万红,王小亭,刘大为,等. 重症超声临床应用技术规范[J]. 中华内科杂志,2018,57(6):397-417.

第五章

膀胱超声筛查与评估

第一节　膀胱超声的基础知识

一、膀胱超声评估的意义

1. 判断膀胱形态及位置。

2. 计算膀胱壁厚度。

3. 判断膀胱充盈度及计算膀胱容量。

4. 判断导尿管位置。

5. 筛查膀胱内异物。

二、膀胱超声的操作方法

（一）操作前准备

1. 仪器设备　膀胱超声一般选用凸阵探头，小儿或体型瘦小的患者可选用线阵探头。

2. 体位　被检查者采取仰卧位，暴露下腹部（图 5–1–1）。检查前，膀胱应保持充盈状态（图 5–1–2）。

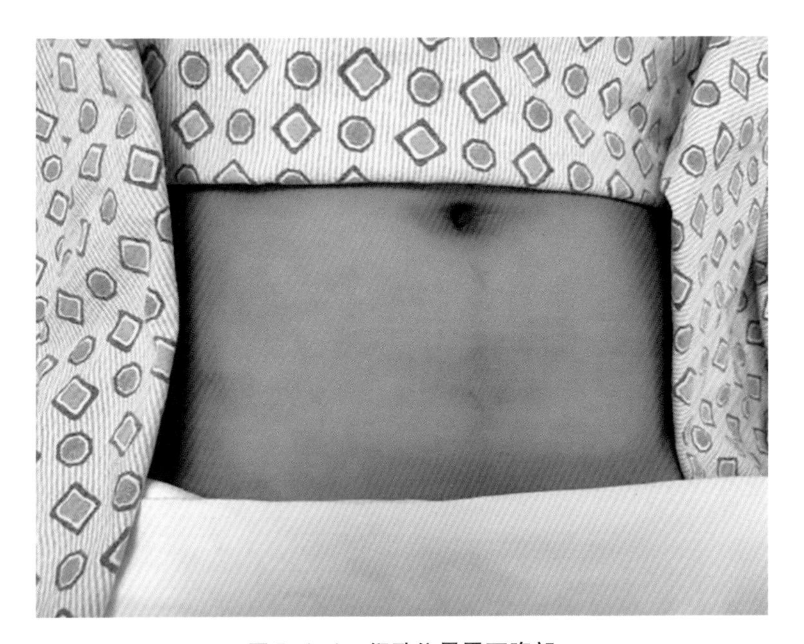

图 5-1-1　仰卧位暴露下腹部

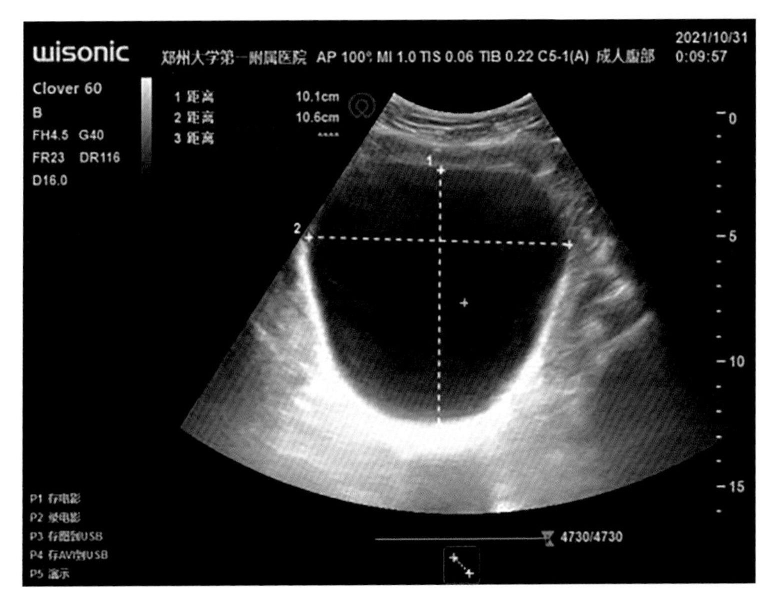

图 5-1-2　膀胱充盈状态

（二）具体扫查方法

1. 膀胱横切面扫查　探头横置于下腹部正中（图 5-1-3），上下滑动探头，可得到膀胱最大横切面（图 5-1-4）。

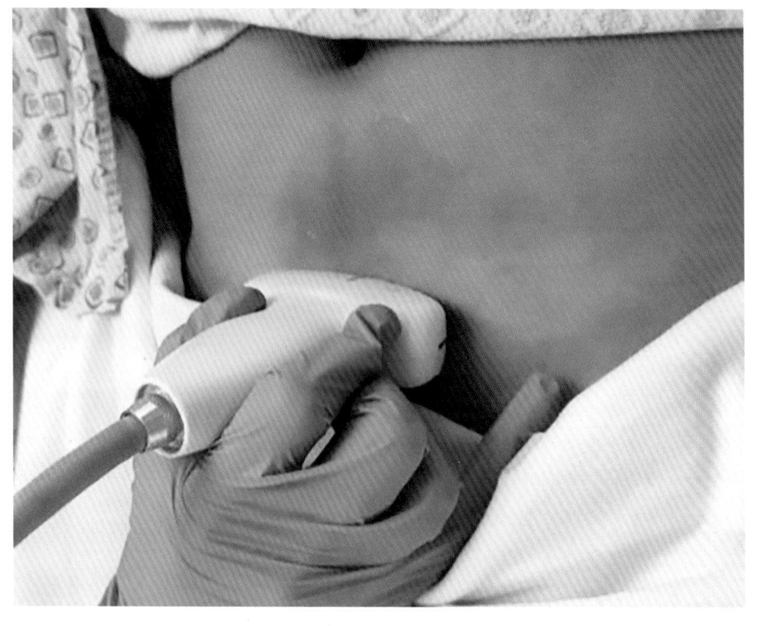

图 5-1-3　膀胱横切面扫查时探头位置

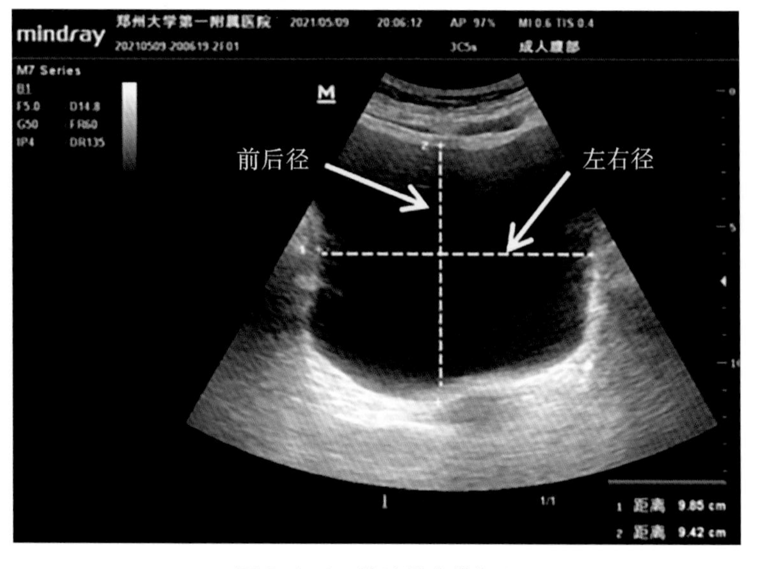

图 5-1-4　膀胱最大横切面

2. 膀胱纵切面扫查　探头纵置于下腹部正中(图 5-1-5),左右滑动探头,可得到膀胱最大纵切面(图 5-1-6)。

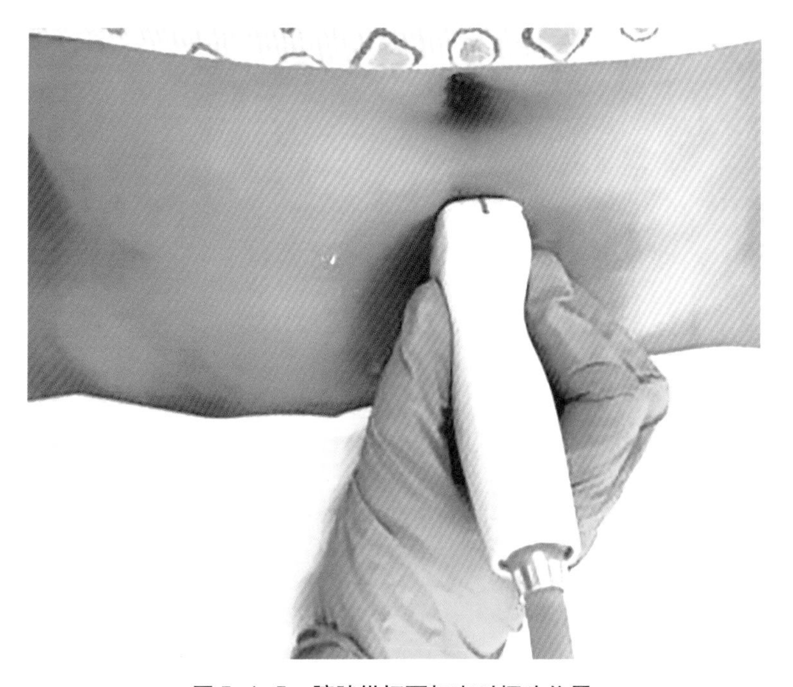

图 5-1-5　膀胱纵切面扫查时探头位置

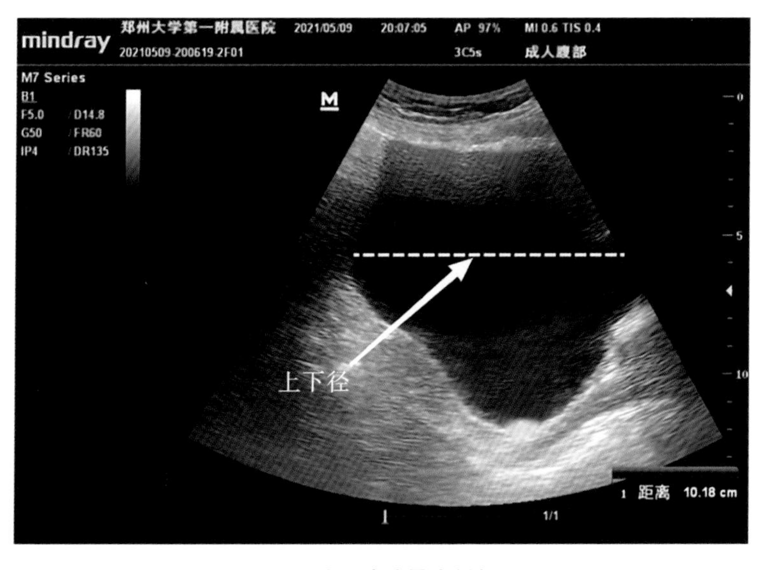

图 5-1-6　膀胱最大纵切面

第二节　膀胱超声的临床应用

一、测定膀胱容量

超声测量膀胱容量公式的原理是通过球体公式演变而来，经过临床实践，推荐计算公式：膀胱容量(V)＝0.75×左右径(cm)×前后径(cm)×上下径(cm)。

二、筛查膀胱异物

检查前患者憋尿，探头横向放置上下滑动扫查；或者纵向放置左右滑动扫查，确保膀胱内每个区域都能扫查到。不建议上下左右无顺序滑动扫查，这样容易漏掉膀胱内的某个区域且增加检查时间。若膀胱内有异物，可看到回声不同的物质，根据回声强弱，结合患者情况，可初步判断异物的来源及性质(图5-2-1)。

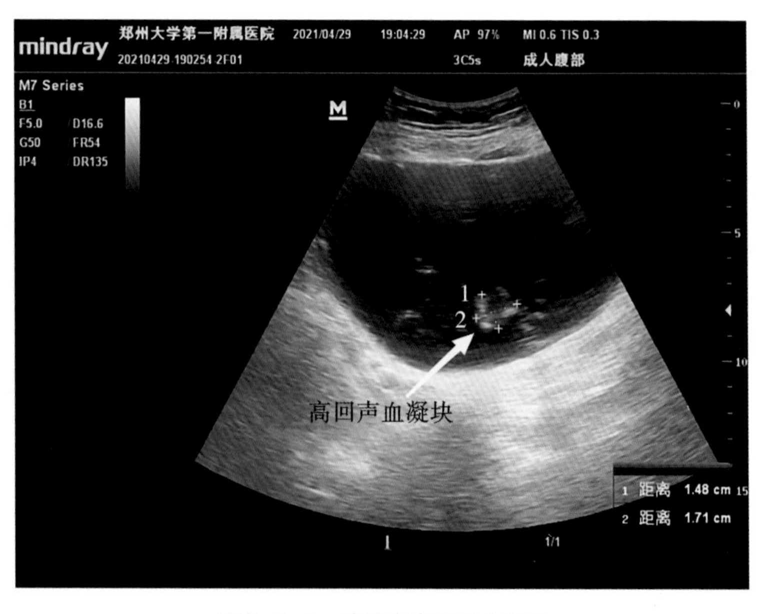

图5-2-1　膀胱内高回声血凝块

三、临床护理案例解析

（一）病例摘要

患者，女性，60 岁。主诉：车祸碰撞后疼痛 1 h 余。1 h 前发生车辆碰撞后出现双上肢疼痛，胸痛，腹痛，伴头痛头晕，呼吸困难，恶心呕吐。遂前往当地医院，CT 示：①胸主动脉破裂；②蛛网膜下腔出血；③双侧肺挫伤改变、左侧少量气胸、双侧胸腔积液；④双侧肋骨、左侧肩胛骨、胸骨柄、第 3～4 胸椎椎体、第 2～4 腰椎左侧横突多发性骨折；⑤盆腔积液。建议转院治疗，遂转入我院综合重症监护病区（ICU）。现患者药物镇静状态，气管插管接呼吸机辅助呼吸。

入院诊断：①创伤性蛛网膜下腔出血；②气胸；③胸腔积液；④主动脉破裂；⑤多处骨折；⑥盆腔积液。

（二）护理问题

2021 年 4 月 29 日责任护士发现当日下午患者尿量明显减少（图 5-2-2），查看患者腹部膨隆（图 5-2-3）。什么原因导致的尿量减少呢？

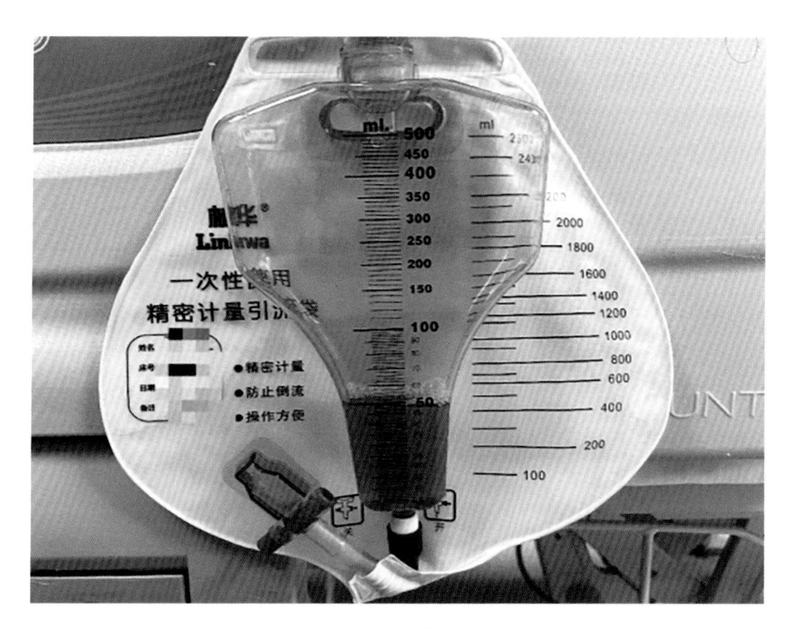

图 5-2-2　尿袋尿量

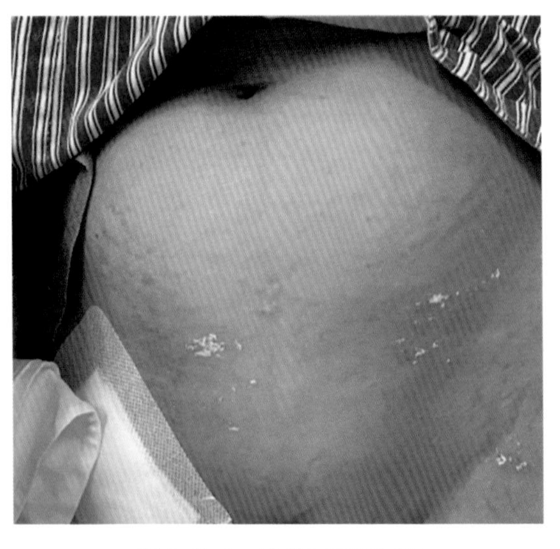

图 5-2-3　患者下腹部膨隆

（三）床旁超声评估

1. 膀胱超声检查　责任护士使用床旁超声检查发现患者膀胱内残留大量尿液，计算膀胱容量：V=0.75×膀胱前后径（cm）×膀胱左右径（cm）×膀胱上下径（cm）=0.75×10.82×13.46×10.42=1 138.15 mL（图 5-2-4，图 5-2-5）。

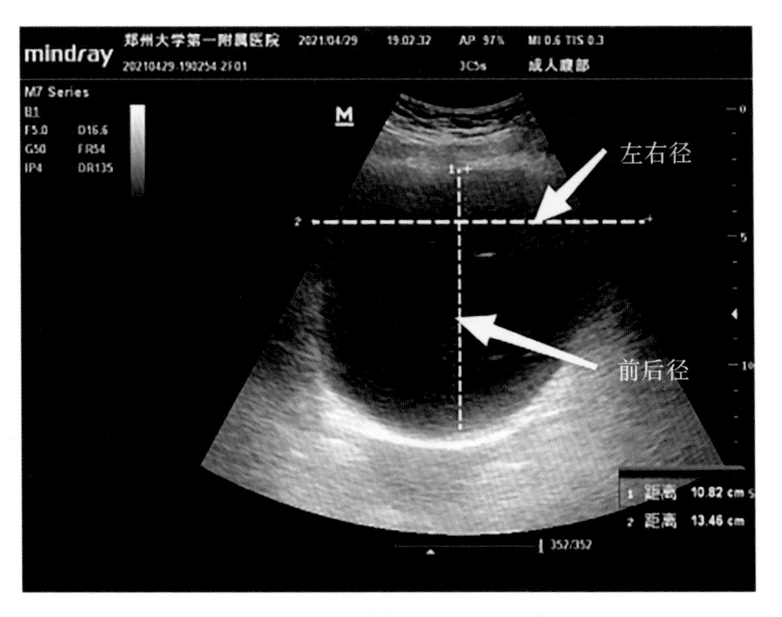

图 5-2-4　测量膀胱前后径、左右径

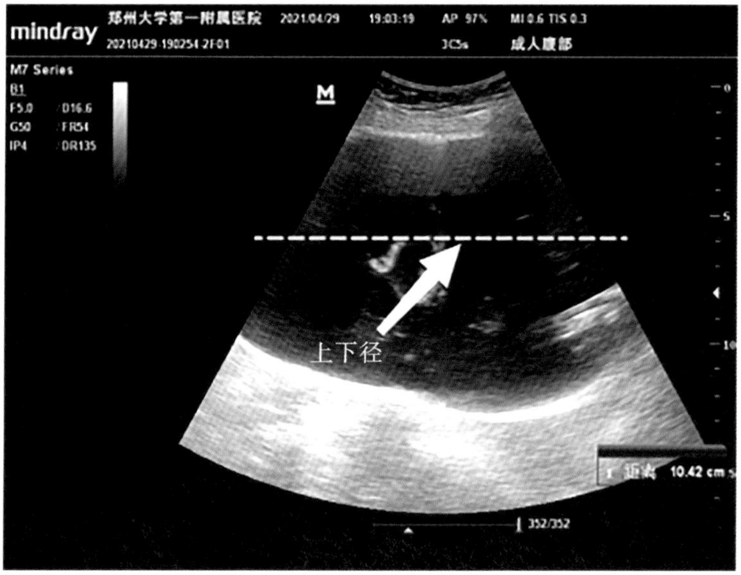

图 5-2-5　测量膀胱上下径

2. 超声影像　显示膀胱内有高回声异物且呈漂浮状态（图 5-2-6，图 5-2-7），高度怀疑异物是膀胱损伤出血形成的血凝块且堵塞了导尿管。

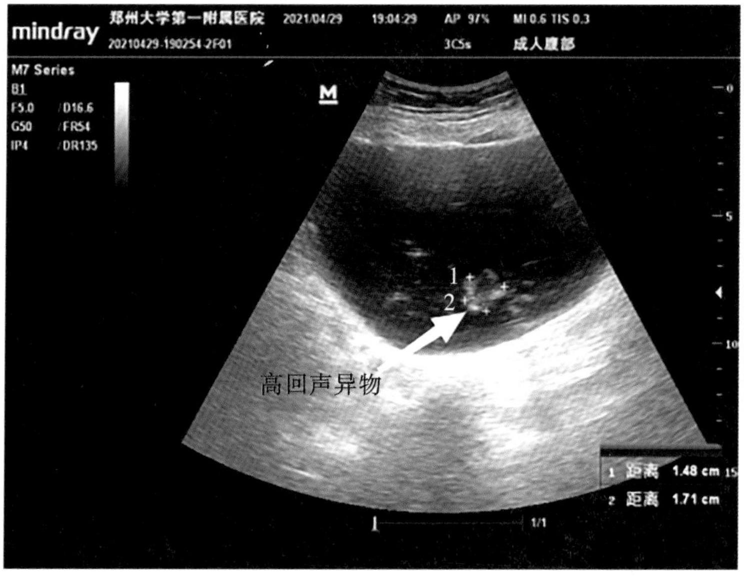

图 5-2-6　膀胱内高回声异物-1

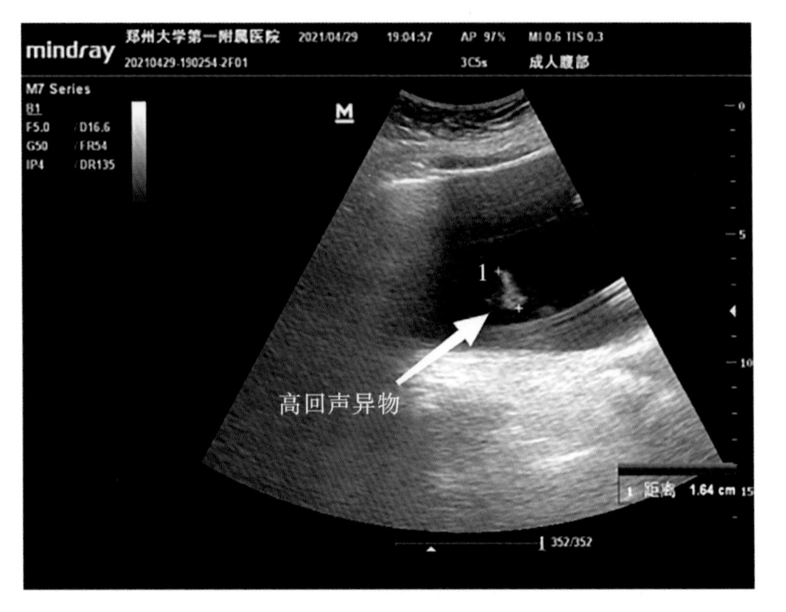

图 5-2-7　膀胱内高回声异物-2

3. 处理措施　告知医师，遵医嘱给予更换尿管后，共引流出 1 250 mL 尿液（膀胱超声估算为 1 138. 15 mL，误差率为-8. 9%，在正常范围内）。但未见异物引出（图 5-2-8），与医生沟通，如果异物仍遗留在膀胱内，有可能再次引起尿管堵塞，遵医嘱给予持续膀胱冲洗，最终成功引流出膀胱内血凝块（图 5-2-9）。

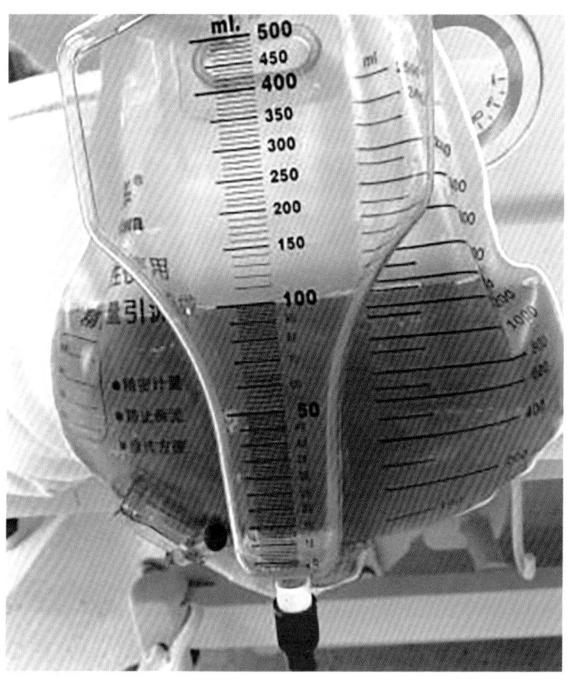

图 5-2-8　尿液未见异物

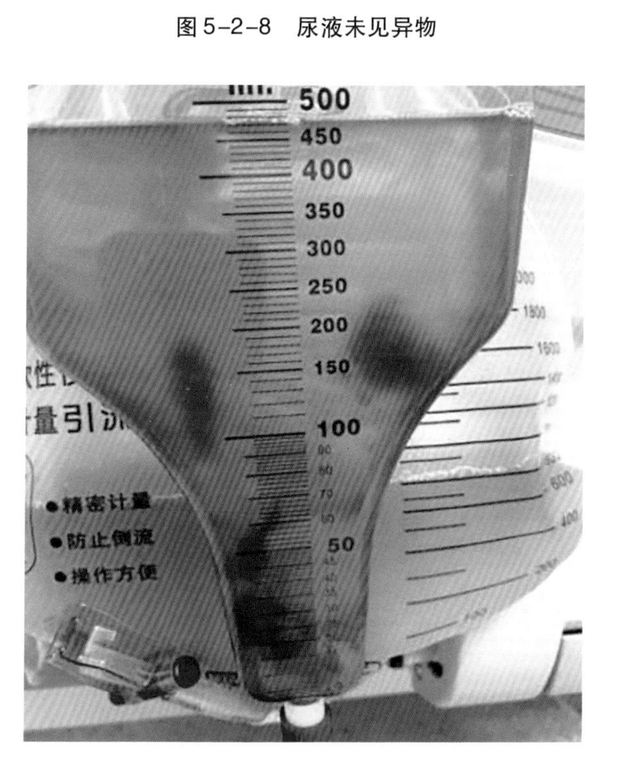

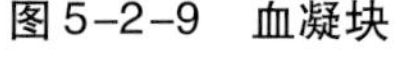
图 5-2-9　血凝块

（四）分析与讨论

留置导尿患者尿管堵塞是临床护理工作中最常遇到的问题之一。对于留置导尿的患者，应密切监测其尿量。当存在连续数小时无尿或少尿时应及时寻找原因：应确定患者是否真的无尿或少尿，故首要应确定导尿管是否堵塞。但传统的解决方法是膀胱冲洗，这样不仅增加尿管相关性感染的风险，而且会引起膀胱过度充盈造成二次伤害。

有了床旁超声的介入，我们就能直观看到膀胱中有无尿液，膀胱是否过度充盈，从而判断是否存在尿管堵塞。同时我们也能直观地看到异物的性质、大小及数量。有了直观的图像及具体数据，我们就能制定准确的处理措施，解决患者问题。

（五）专业点评

患者，女性。因多发伤收入 ICU 病房，尤其诊断中有盆腔损伤，入住 ICU 病房不久就出现了连续数小时的无尿，最终发现是由膀胱出血导致的尿管阻塞。责任护士通过一系列的护理措施，及时地解决了问题。该病例带来了以下几点重要提示：①应密切关注留置导尿患者出入水量及尿量；②留置导尿患者连续数小时无尿或少尿应首先确定是否由导尿管堵塞所致；③在确定是否为尿管堵塞的过程中，应选择对患者伤害最小的方法。

参考文献

[1]SONI N J，ARNTFIELD R，KORY P. 床旁即时超声[M]. 尚游，袁世荧，译. 北京：人民卫生出版社，2015：194-199.
[2]高梨昇. 泌尿系统超声入门[M]. 北京：科学出版社，2018：128-157.
[3]夏国金，龚洪翰，符丹卉，等. 经 B 超监测健康成人膀胱残余尿量的比较[J]. 江西医学院学报，2009，49(01)：98-100.
[4]刘毅，刘志坚，范宇，等. 膀胱过度充盈对超声检查测量残余尿准确性的影响[J]. 中华泌尿外科杂志，2016，37(5)：368-371.
[5]单琨，史启铎，李常颖，等. 二维超声和三维超声测定残余尿量的准确性比较[J]. 中华超声影像学杂志，2015，24(5)：451-452.

第六章

下肢静脉血栓的超声筛查

第一节　下肢静脉相关基础知识

一、下肢静脉分类

依据下肢静脉和筋膜的关系(图 6-1-1),将下肢静脉分为浅静脉、深静脉、穿静脉。浅静脉:深筋膜上浅筋膜内的静脉,浅静脉最终会汇入深静脉;深静脉:深筋膜下的静脉;穿静脉:穿透深筋膜连接浅静脉和深静脉的静脉。

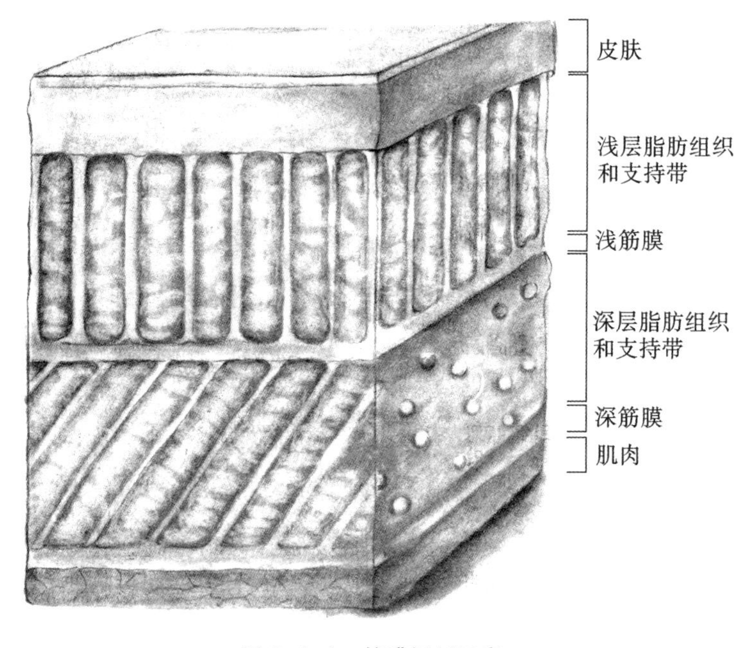

图 6-1-1　筋膜解剖示意

1. 下肢浅静脉系统　可分大、小隐静脉及其属支静脉。大、小隐静脉被浅筋膜和深筋膜包裹，在隐间室走行；属支静脉位于浅筋膜和皮肤之间。

（1）大隐静脉：大隐静脉是人体中最长的静脉，起自于足背静脉弓内侧与踇趾静脉的交汇处，经内踝前方，沿小腿的前内侧表面走行，在膝关节处，大隐静脉转至股骨节的内侧，继续沿着大腿内侧上行，通过卵圆窝，在距腹股沟韧带下方约 3 cm 处的隐股交界处汇入股静脉（图 6–1–2）。

（2）小隐静脉：小隐静脉起自于足背静脉弓外侧，沿小腿正后方上行，最终汇入腘静脉（图 6–1–2）。

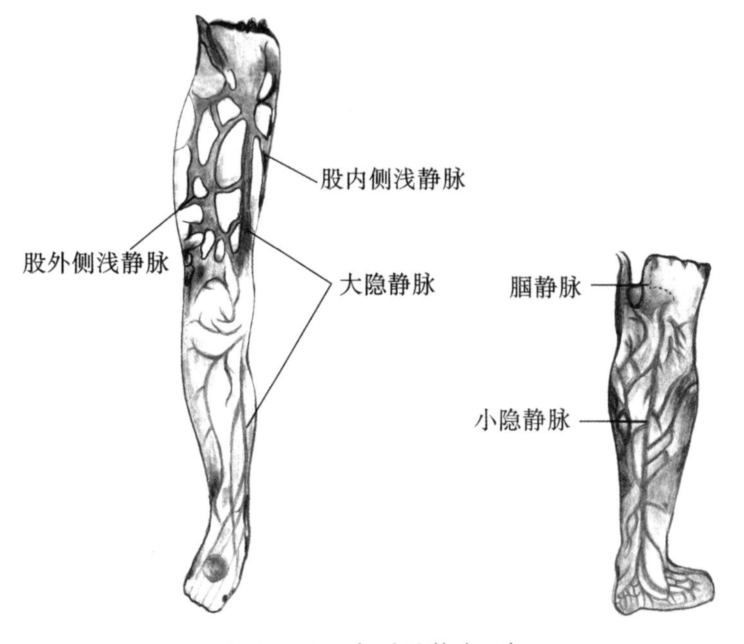

图 6–1–2　大、小隐静脉示意

2. 下肢深静脉系统　根据位置可分为大腿深静脉与小腿深静脉。

（1）大腿深静脉主要包括股总静脉、股静脉、股深静脉、腘静脉（图 6–1–3）。

（2）小腿深静脉主要包括胫后静脉、胫前静脉、腓静脉、腓肠肌静脉和比目鱼肌静脉。目前，肌肉内静脉（腓肠肌静脉与比目鱼肌静脉）仍沿用旧名称“肌间静脉”，肌间静脉是小腿深静脉血栓的好发部位。小腿深静脉往往呈现双支或多支（图 6–1–4）。

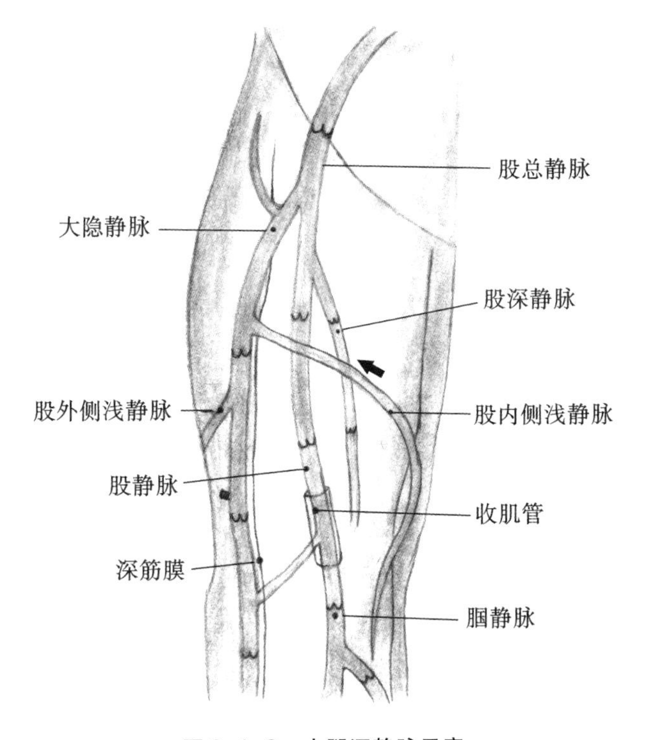

图 6-1-3 大腿深静脉示意

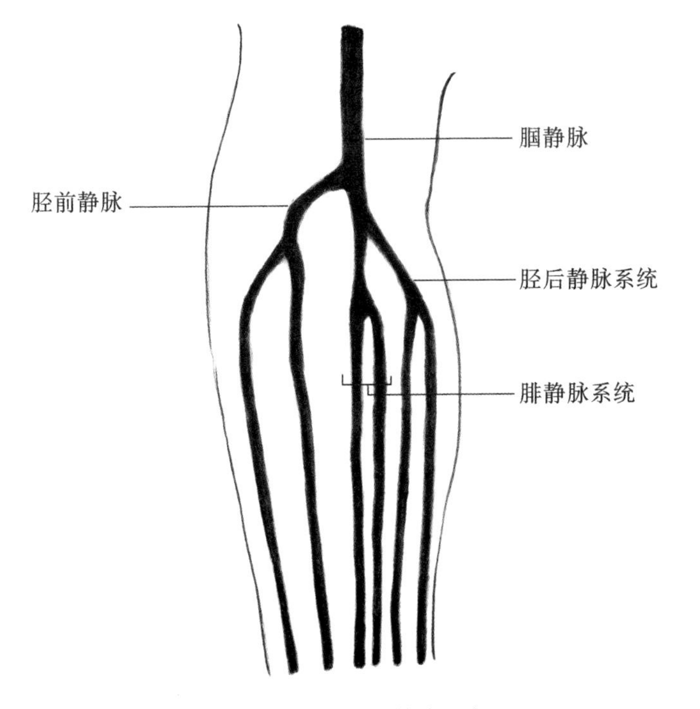

图 6-1-4 小腿深静脉示意

二、下肢深静脉血栓分型

1. 根据发病时间，下肢深静脉血栓分为急性期、亚急性期和慢性期。急性期指发病 14 d 以内；亚急性期指发病 15 ~ 30 d；慢性期指发病 30 d 以上。

2. 根据血栓形成位置，下肢深静脉血栓可以分为中央型、周围型和混合型。中央型血栓是指髂-股静脉血栓形成；周围型是指腘静脉及小腿深静脉血栓形成；混合型是指全下肢深静脉血栓形成。

3. 传统分类方法是以腘静脉为界，把下肢深静脉血栓分为近端型和远端型。

第二节　下肢静脉血栓的超声筛查操作方法

一、操作前评估

1. 适应证　①下肢肿胀，下肢沉重、疼痛；②下肢色素沉着和(或)溃疡；③下肢浅静脉扩张；④不明原因的肺动脉栓塞；⑤大手术、骨科手术术前术后定期筛查；⑥长期卧床患者定期筛查。

2. 禁忌证　①下肢重度肥胖，下肢严重肿胀；②需检查的下肢节段皮肤破损、插管、敷料遮挡、石膏固定等。

二、操作前准备

1. 仪器设备　超声筛查下肢静脉血栓常选用线阵探头或凸阵探头(用于髂静脉以及肥胖、肿胀下肢的深静脉检查)。

2. 体位　常用平卧位，被检下肢略外展、外旋(图 6-2-1)。检测腘静脉、小隐静脉也可采用俯卧位或侧卧位检查。对于下肢静脉慢性血栓，评价瓣膜功能时可采取站立位、头高足低卧位及坐位。

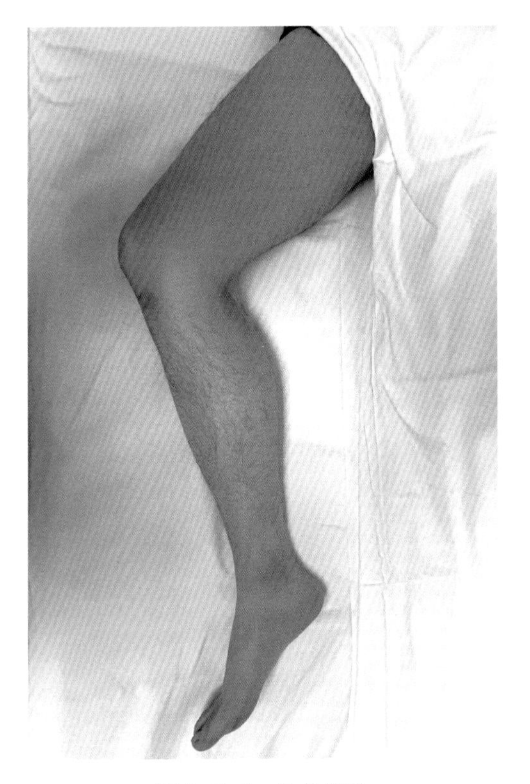

图 6-2-1　体位摆放

三、操作方法

超声筛查下肢静脉血栓主要采用间断加压法。其操作如下：在短轴切面，用探头按压静脉，然后放松，沿静脉移动探头 2 ~ 3 cm，再次按压，沿静脉全程，重复此操作（扫码看视频）。如果有静脉血栓形成，则静脉不能被压瘪或不能被完全压瘪。彩色多普勒超声检查可清晰地呈现静脉的血流动力学情况，可辅助诊断下肢静脉血栓形成。

间断加压法操作手法

四、注意事项

1. 一旦超声诊断急性期血栓，尤其观察到自由漂浮血栓时，须避免不必要的操作，以免引起血栓脱落。

2. 间断加压检查时不应在长轴切面进行，以免静脉滑出扫查切面而产生静脉被压瘪的假象。

3. 小腿深静脉多为多条同名静脉伴行，检查时应全程检查全部血管内有无血栓形成，以防漏诊。

4. 小腿肌间静脉血栓是临床较常见但超声检查易漏诊的血栓类型，检查时应注意。

5. 当大隐静脉或小隐静脉有血栓形成时，应注意观察血栓上端至隐股交界或腘静脉交界的距离。

五、各支静脉超声图像

见图 6-2-2，扫码看视频。

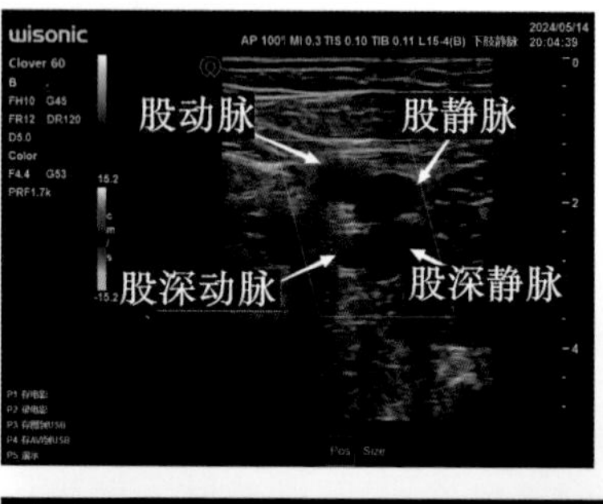

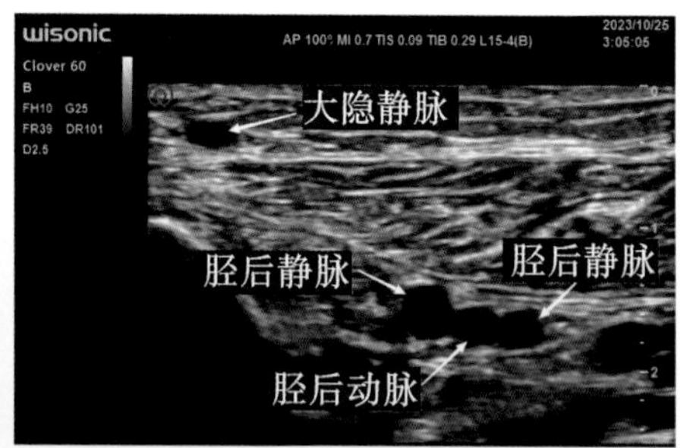

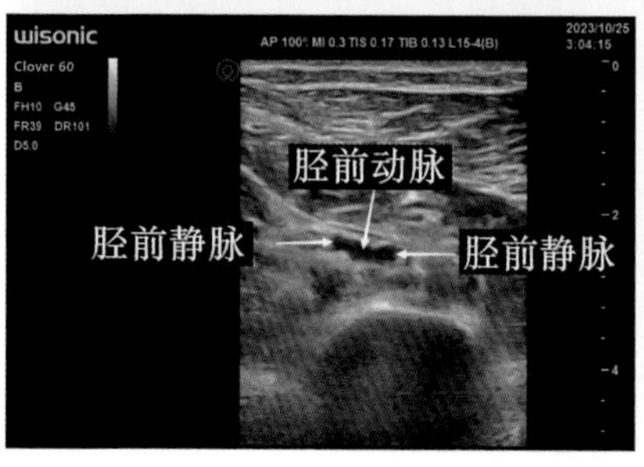

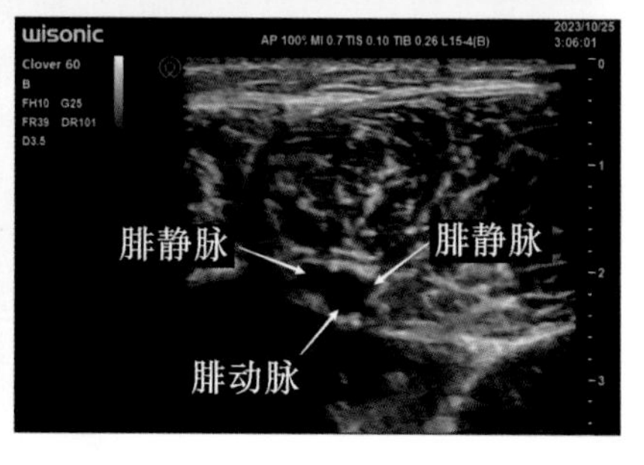

图 6-2-2 各支静脉超声

各支静脉超声图像

六、临床护理案例解析

(一)病例摘要

患者,男性,57 岁。代主诉:车祸伤后意识丧失 3.5 h。患者骑电动车与一汽车相撞摔倒后昏迷,表现为呼之不应,伴肢体抖动,遂拨打 120 急诊至当地医院,行 CT 检查,结果示:①脑出血;②颅骨骨折;③多发肋骨骨折。给予对症治疗,并建议转院治疗,遂入我院综合重症监护病区。现患者昏迷,呼吸机辅助呼吸。

入院诊断:①脑挫伤;②脑出血;③多发骨折。

(二)护理问题

2021 年 4 月 25 日责任护士发现患者右下肢比左下肢明显肿胀(图 6-2-3)。根据患者情况评估,患者可能出现了什么护理问题呢?

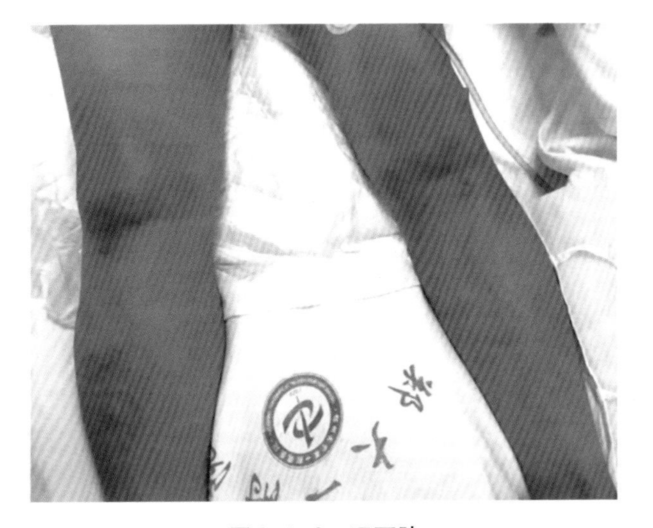

图 6-2-3 双下肢

（三）床旁超声评估

根据患者情况，责任护士高度怀疑患者出现了下肢静脉血栓，立即行床旁右下肢静脉血管超声检查，筛查结果如下。

（1）股总静脉：如图6-2-4所示。

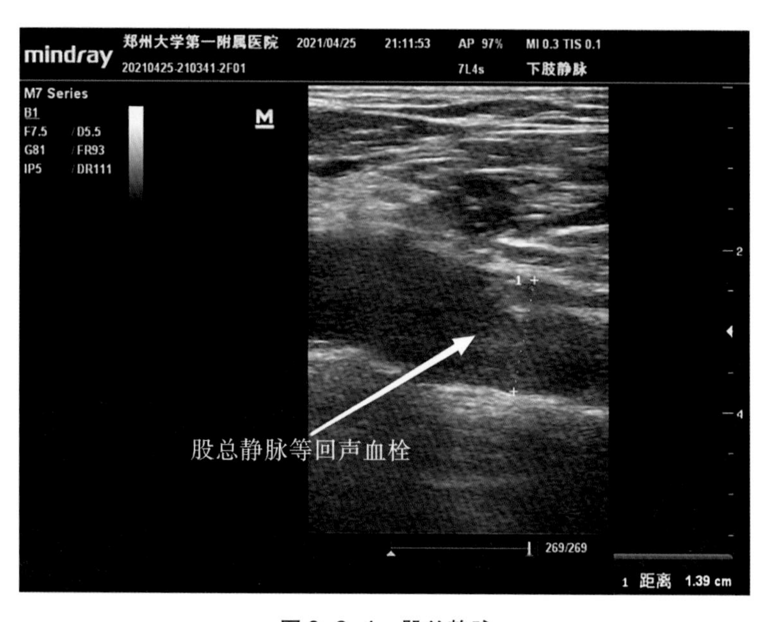

图6-2-4　股总静脉

股总静脉

(2)股静脉:如图 6-2-5 所示。

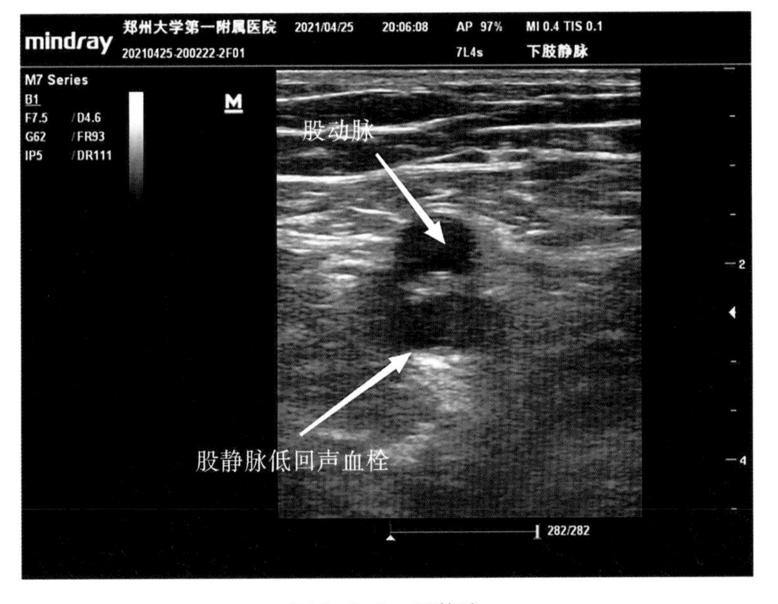

图 6-2-5 股静脉

股静脉

(3)腘静脉:如图 6-2-6 所示。

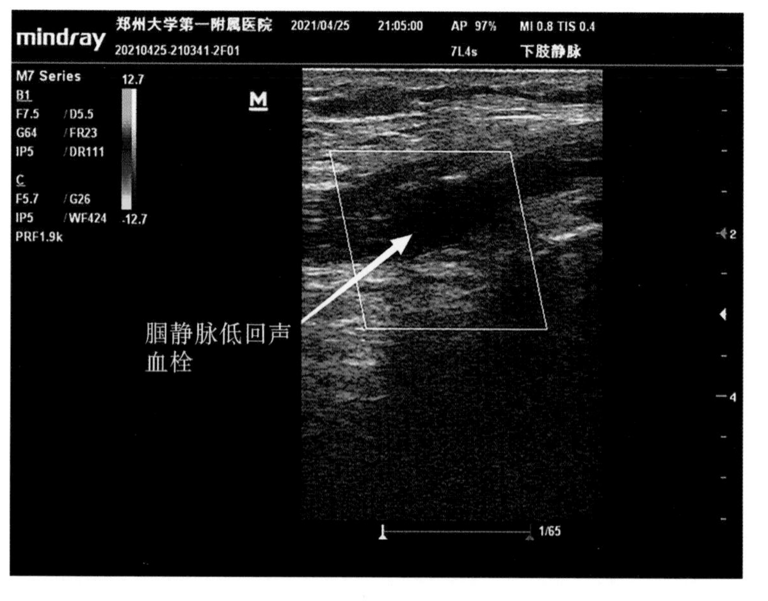

图 6-2-6　腘静脉

腘静脉

(4)胫后静脉:如图 6-2-7 所示

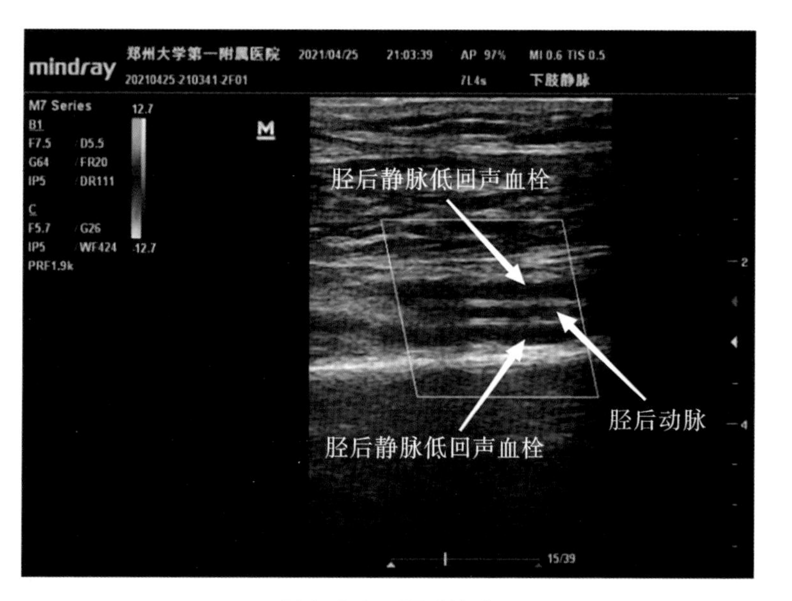

图 6-2-7　胫后静脉

胫后静脉

（5）胫前静脉：如图 6–2–8 所示。

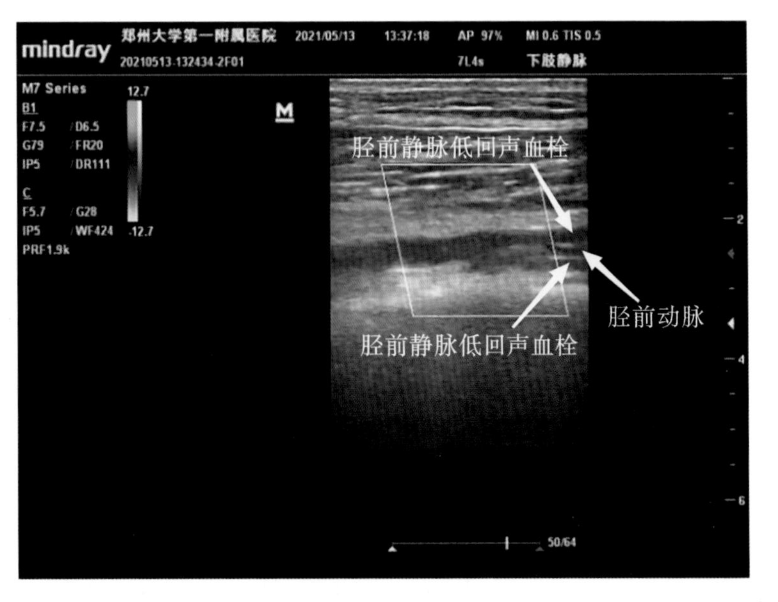

图 6–2–8　胫前静脉

胫前静脉

（6）腓静脉：如图 6–2–9 所示。

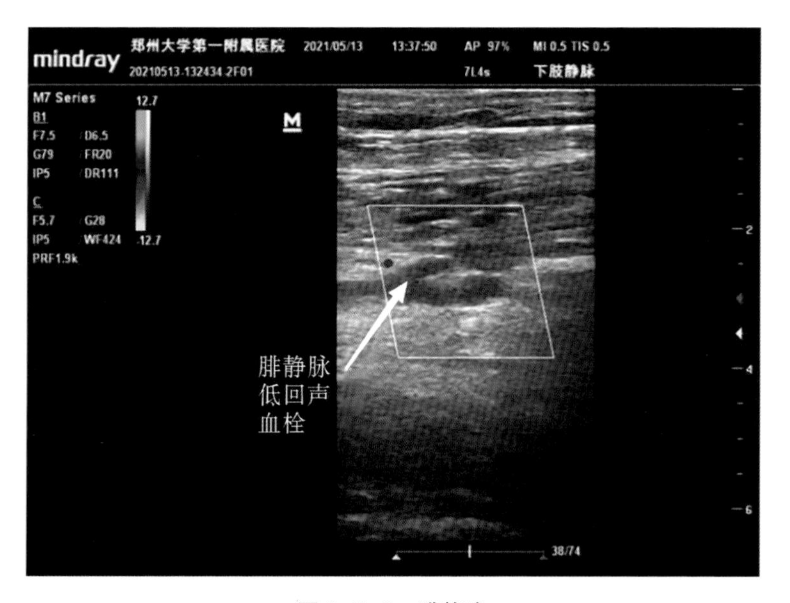

图 6–2–9　腓静脉

腓静脉

彩色超声报告单

报告日期： 2021-04-25 22:01:4

姓 名：	**性别：** 男	**年龄：** 57 岁	US 号：
科 室：	**申请医生：**		手机号
住院号：	**仪器：**		

超声所见：

右侧股总静脉、股浅静脉、腘静脉内可及低回声充填，压之不闭合，CDFI：部分管腔内可及细束状血流信号通过。

右侧胫后静脉、腓静脉、小腿肌间静脉内径增宽，压之闭合不完全，CDFI：内可及星点状血流信号。

左侧股总静脉、股浅静脉、腘静脉、胫后静脉、胫前静脉、腓静脉、小腿肌间静脉管径正常，内壁不厚，加压后闭合完全，CDFI：血流通畅。

超声提示：

右下肢深静脉血栓形成

（因床旁仪器及患者体位受限，图像质量及血流显示欠佳，结果供参考，建议随诊复查）

图 6-2-10　彩超报告

（四）分析与讨论

外伤、大手术术后以及绝对卧床患者是下肢静脉血栓形成的高发人群，临床一线医护人员要时刻保持警惕。本案例中，患者有因车祸导致的多发骨折，虽然双下肢未发现骨折部位，但从图 6-2-3 中可以看出双下肢有不同程度的擦伤。所以，双下肢极有可能存在软组织损伤，并不能排除右下肢肿胀是由外伤引起。

有了床旁超声的介入，我们就能直观、快速地筛查下肢血管情况，同时也能直观地评估软组织是否存在水肿，快速识别下肢肿胀的原因。之后我们就能制定准确的处理措施，解决患者问题。

（五）专业点评

患者，男性。因车祸伤收入 ICU 病房，诊断中存在多发骨折，且图 6-2-3 中存在双下肢擦伤，因此右下肢肿胀并不能直观排除由软组织损伤引起。责任护士通过床旁超声检查，证实该肿胀现象是由下肢静脉血栓引起，为进一步治疗及护理提供依据，最终解决问题。

该病例带来了几点重要提示：①外伤、大手术术后以及绝对卧床患者是下肢静脉血栓形成的高发人群，临床工作中要密切观察患者双下肢是否存在肿胀、沉重、疼痛、色素沉着和（或）溃疡以及下肢浅静脉扩张。②大手术、骨科手术术前术后以及长期卧床患者应定期行下肢血管超声检查。③在未确定下肢静脉血栓前，也应当按照下肢静脉血栓的护理措施进行护理，以防血栓脱落造成不可挽回的后果。

参考文献

[1] MEISSNER M H. Lower extremity venous anatomy [J]. Semin Intervent Radiol,2005,22(3):147-156.

[2]张峰，钟经馨. 血管超声解剖及临床应用[M]. 北京：科学技术文献出版社，2022:294-331.

[3]CAGGIATI A,BERGAN J J,GLOVICZKI P,et al. Nomenclature of the veins of the lower limbs: an international interdisciplinary consensus statement [J]. J Vasc Surg,2002,36(2):416-22.

[4]刘润秋，温朝阳. 下肢浅静脉超声解剖学研究进展[J]. 中华医学超声杂志（电子版），2007,4(4):240-243.

[5]牛鹿原，张欢，张福先. 下肢静脉系统的解剖命名及超声学特征[J]. 中国血管外科杂志（电子版），2021,13(1):64-67.

[6]中国医师协会超声医师分会. 血管超声检查指南[J]. 中华超声影像学杂志，2009,18(11):993-1012.

[7]朱晔，程晓玲，王素梅. 下肢深静脉血栓形成的彩色多普勒超声诊断[J]. 哈尔滨医科大学学报，2011,45(3):291-292.

[8]李风桃. 研究彩色多普勒超声诊断下肢深静脉血栓形成的临床价值[J]. 世界最新医学信息文摘（连续型电子期刊），2018,18(A3):176.

[9] ARNOLDUSSEN C W, WITTENS C H. An imaging approach to deep vein thrombosis and the lower extremity thrombosis classification [J]. Phlebology, 2012, 27(1): 143-148.

第七章

床旁超声引导脐静脉置管

第一节　脐静脉基础知识

一、脐静脉置管定义

脐静脉置管(umbilical venous catheter,UVC)是指通过脐静脉断端置入导管,使导管尖端到达下腔静脉和右心房交界处,可用于快速、大量或高浓度输液、输血、采血及换血等治疗。

盲插置管不仅成功率低,易引起机械性损伤,若出现导管异位,则会增加心律失常、肝损伤和心包积液等导管相关并发症的发生风险,严重时可危及患者生命。近些年来,超声凭借其安全、简单、无创、方便等优点,逐渐被临床所接受。床旁 X 射线由于其可重复性较差,并且存在辐射影响,因此多采用超声引导脐静脉置管,该技术不仅可提高置管成功率,缩短置管时间,还能减少相关并发症的发生。

二、脐静脉生理解剖

脐静脉与脐动脉相比,管腔粗大,其通过静脉导管连接至下腔静脉,如图 7-1-1 所示。在置管过程中由于门静脉与脐静脉下端角度平滑,置管时极易误入门静脉左支,如图 7-1-2 所示。

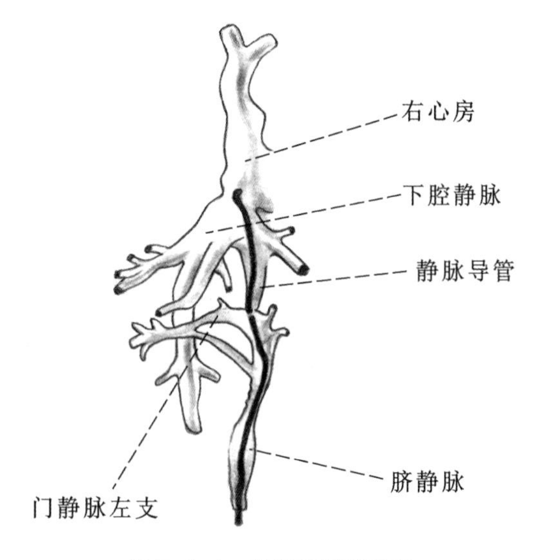

图 7-1-1　脐静脉置管路径

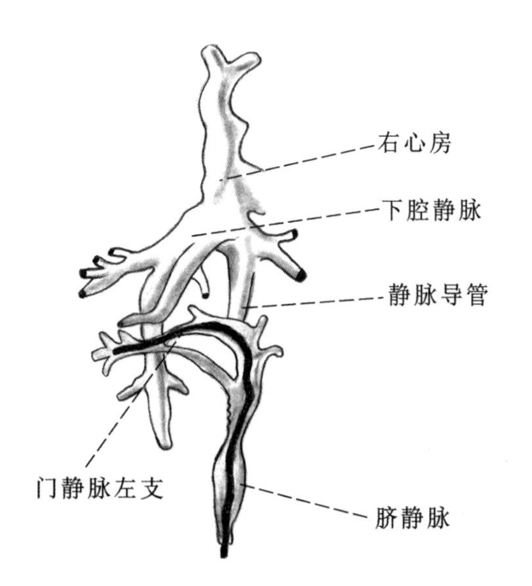

图 7-1-2　脐静脉置管误入门静脉左支

第二节　床旁超声引导脐静脉置管技术

一、置管前准备

1. 用物准备　齐全，操作环境符合要求。

2. 操作者准备　规范着装，符合无菌原则，检查导管的性能，合理摆放用物。

3. 患者准备　取仰卧位，适当约束四肢，充分暴露置管部位。消毒范围：上至两乳头连线，下至耻骨联合，两侧至腋前线，脐带残端加强消毒。

4. 脐静脉导管置入长度预测　采用“[3×出生体质量(kg)+9]/2+1+脐带残端长度(cm)”的计算公式预计置管长度。

5. 超声预测置管长度　采用高频线阵探头横切扫描患者腹部，寻找脐静脉腹腔内肝外段、脐静脉肝内段、门静脉左支囊部段、静脉导管段、下腔静脉段影像，测量并记录各段的长度。UVC 导管置入长度=脐静脉腹腔内肝外段长度(L_0)+脐静脉肝内段长度(L_1)+门静脉左支囊部长度(L_2)+静脉导管长度(L_3)+下腔静脉段长度(L_4)+脐带残端长度。

二、置管时超声引导

1. 当导管内置长度=L_0+脐带残端长度时　采用超声实时跟踪引导，置管护士由脐静脉置入导管，超声护士手持高频线阵探头纵切放于脐带根部上方，如图 7-2-1 所示，确认导管进入腹腔内肝外段，如图 7-2-2 所示。

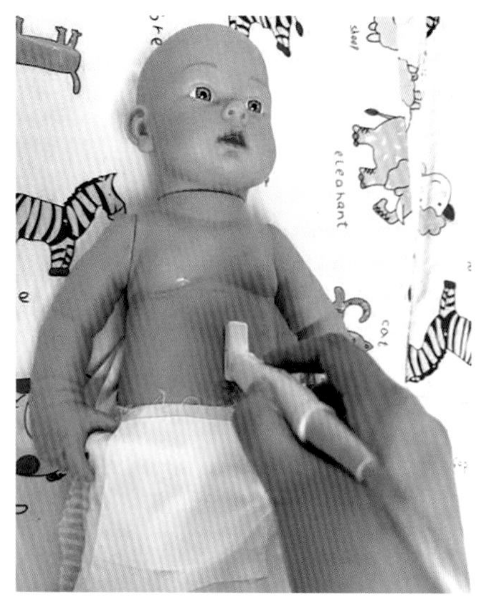

图 7-2-1　探头纵切置于患儿脐根部上方

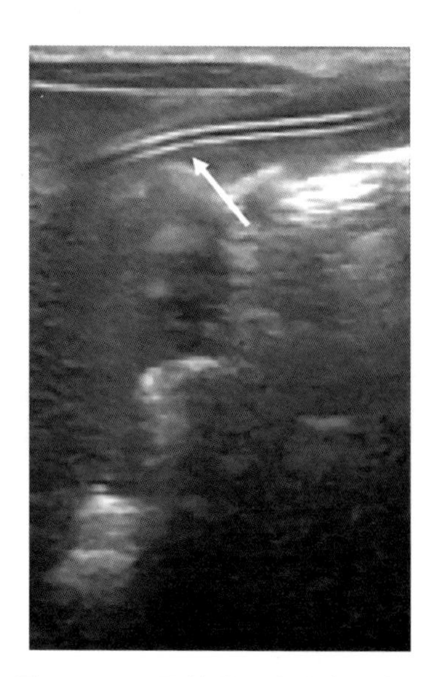

图 7-2-2　导管进入腹腔内肝外段

2. 当导管内置长度=L_0+L_1+脐带残端长度时　超声探头向上滑动，纵切扫描显示脐静脉腹腔内段“双轨征”，确认导管进入脐静脉肝内段，如图 7-2-3 所示。

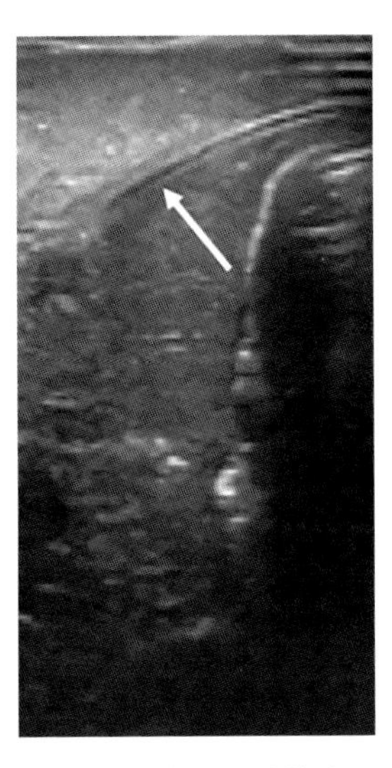

图 7-2-3　导管进入脐静脉肝内段

3. 当导管内置长度=L_0+L_1+L_2+脐带残端长度时　横切扫描显示肝左叶内门静脉左支“工”字结构（图 7-2-4）后，顺时针旋转探头，纵切扫描肝左叶，可见矢状段内导管强回声，确认导管进入矢状段，如图 7-2-5 所示。

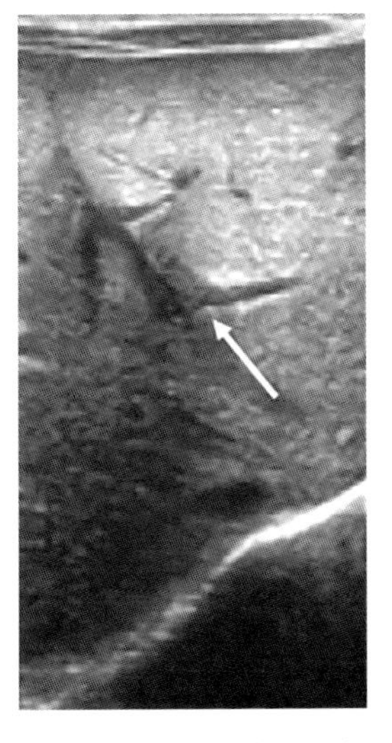

图 7-2-4　“工”字结构

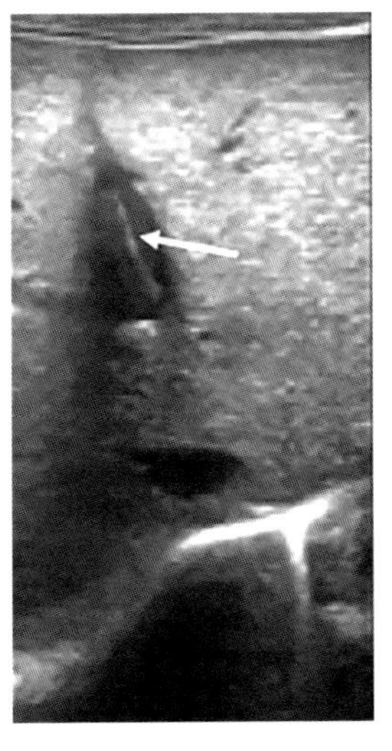

图 7-2-5　导管进入矢状段

4. 当导管内置长度 $=L_0+L_1+L_2+L_3+$脐带残端长度时　向患儿头端移动探头，纵切扫描显示静脉导管内“双轨征”强回声，确认导管进入静脉导管，如图 7-2-6 所示。

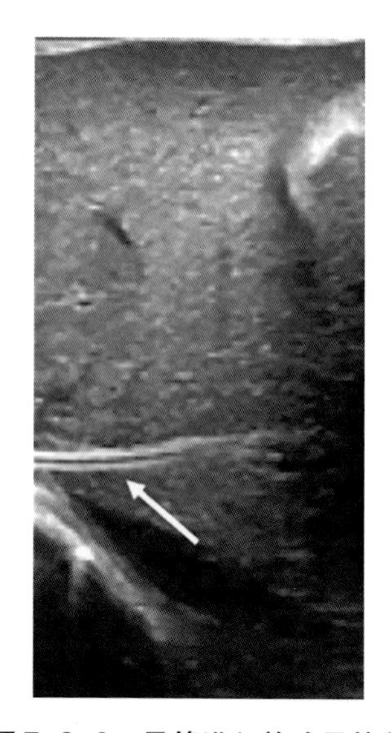

图 7-2-6　导管进入静脉导管段

5. 当导管内置长度 $=L_0+L_1+L_2+L_3+L_4+$脐带残端长度时　更换低频凸阵探头置于患儿剑突下，探头指示点指向患儿头端，超声显示下腔静脉或右心房内“双轨征”强回声，如图 7-2-7 所示，导管进入右心房与下腔静脉交界处，确认导管在下腔静脉的最佳位置。若导管尖端显影不清时，脉冲式推注生理盐水 2 mL，可见导管尖端流出的水花在超声影像下显示为高回声“云雾征”（扫码看视频）。根据“云雾征”出现的位置调整导管置入长度，使其尖端位于下腔静脉与右心房交界处。

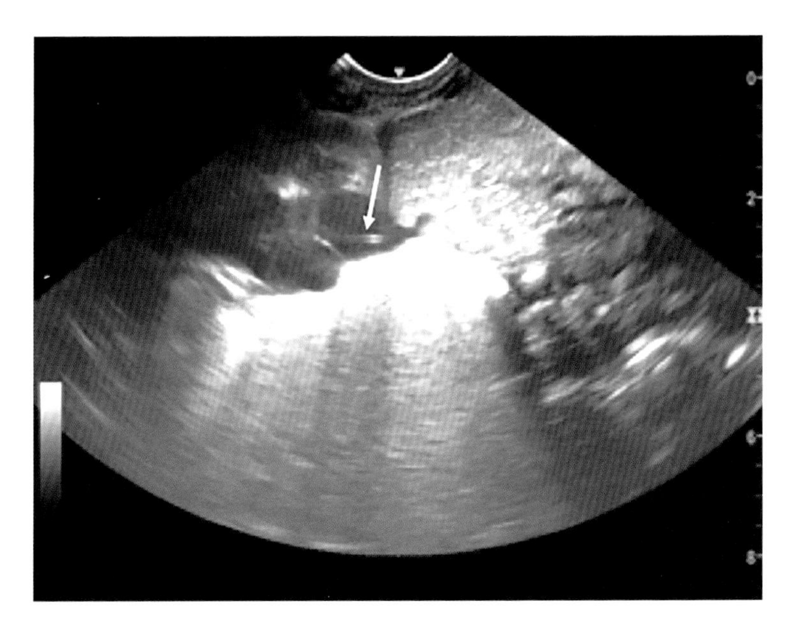

图 7-2-7　导管进入右心房与下腔静脉交界处

“云雾征”引导尖端定位

三、置管完成后超声评估

超声护士于置管后第 1 天、第 3 天、第 5 天进行评估，主要评估患儿生命体征、导管尖端位置以及是否存在并发症。

四、临床护理案例解析

（一）病历摘要

×××之子，男，生后 1 d。代主诉：胎龄 29^{+4} 周，剖宫产娩出后 20 min，出生体重 1 250 g。其母孕 1 产 1，因患有“前置胎盘伴出血、妊娠糖尿病、胎膜早破”且有“高龄初产妇监督”，在我院剖宫产分娩，分娩时全身麻醉。无羊水吸入,无羊水污染。Apgar 评分:1 min 6 分(皮肤、呼吸、心率、肌张力各扣 1 分),5 min 9 分(呼吸扣 1 分),10 min 10 分。无胎盘异常。脐带情况正常。生后立即给予正压通气、保暖、刺激、清理呼吸道等处理,效果差,遂行气管插管接呼吸气囊正压通气,急转至我科,出生后反应差,大小便未排。

入院诊断:①急性呼吸窘迫综合征;②早产儿(28 周≤孕周<32 周);③极低出生体重儿(1 250~1 499 g);④新生儿窒息;⑤可疑新生儿感染情况的观察。

(二)护理问题

患儿生后呼吸困难,给予有创呼吸机辅助呼吸同步间歇指令性通气(SIMV)模式,经皮血氧饱和度维持在 93% 左右,心率 150~170 次/min,呼吸稍快,维持在 50~70 次/min,由于患儿系早产儿、低出生体重儿,四肢循环差,外周静脉血管条件差,皮下水肿严重,造成静脉穿刺困难,且患儿需要长期静脉高营养治疗,维持热量。应如何安全、快速、有效地为患儿建立静脉通路?

(三)床旁超声评估

INS 指南推荐:置入导管的直径与血管直径的比值≤45%,超声专科护士对患儿外周血管评估发现,该例患儿外周血管细小,不符合 INS 指南推荐,不建议采用经外周置入 PICC 进行静脉治疗。超声专科护士对该例患儿脐静脉进行评估发现,脐静脉管径粗直,符合 INS 指南推荐,超声专科护士将线阵探头纵切放入患儿脐根部,确定导管进入腹腔内脐静脉段后继续送管。将超声探头向患儿头端移动,确定脐静脉进入肝内段。继续送管后超声专科护士发现导管误入门静脉左支,撤出导管 2 cm 左右,采取按压肝区的方式继续送管,通过超声确定脐静脉尖端位于右心房与下腔静脉交界处,置管成功。

(四)分析与讨论

脐静脉具有操作简单、成功率高的特点,在高危新生儿、早产儿中的应用日益广泛。由于门静脉下端角度平滑,置管时极易误入门静脉,通过超声引导我们及时发现该例患儿在置管过程中脐静脉导管误入肝门静脉,重新调管后顺利置入最佳位置,在提高置管成功率的同时缩短置管时间。采用超声“云雾征”确定导管尖端位置,可避免导管过深导致心率过快、心包积液等并发症,减少调管次数,在一定程度上促进患儿康复。

（五）专业点评

该例患儿为早产儿、低出生体重儿，外周血管条件差。脐静脉作为天然通路，超声引导脐静脉置管具有速度快、无辐射、解剖定位清晰等优点。置管过程中，护理人员灵活运用床旁超声。置管前，使用床旁超声进行血管评估，选取合适的静脉治疗工具。在置管中发现导管可能发生路径异位，及时使用床旁超声进行调管，减少调管次数。在置管后采用床旁超声进行导管尖端定位，减少并发症。超声专科护士运用床旁超声在提高置管成功率的同时，根据患儿情况建立个性化的静脉治疗方案，值得临床进一步推广应用。

（六）思考题

1. 脐静脉置管最容易误入哪个静脉？

2 脐静脉置管尖端的最佳定位在哪里？

参考文献

[1]邵肖梅，叶鸿瑁，丘小汕. 实用新生儿学[M]. 4 版. 北京：人民卫生出版社，2021.

[2]申春花，蒋永江，蒋健穗，等. 实时超声引导在 60 例早产儿脐静脉置管术中的应用研究[J]. 中国儿童保健杂志，2017，25(5)：507-510.

[3]童春，张爱青，刘朝晖，等. 胎儿静脉导管异常的产前超声诊断[J]. 中华超声影像学杂志，2019，28(7)：606-610.

[4]林创廷，王巧洪，黄慧婷，等. 体尺和体重测量在新生儿脐静脉置管深度的随机对照研究[J]. 广东医学，2019，40(9)：1314-1317.

[5]GUIMARAES A F，SOUZA A A，BOUZADA M C，et al. Accuracy of chest radiography for position of the umbilical venous catheter [J]. J Pediatr (RioJ)，2017，93(2)：172-178.